告别
男科疾病

饮食+理疗+中医调养

赵春杰　主编

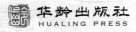

华龄出版社
HUALING PRESS

责任编辑：郑建军

责任印制：李未圻

图书在版编目（CIP）数据

　　告别男科疾病 / 赵春杰主编 . —— 北京：华龄出版

社，2019.11

　　　ISBN 978-7-5169-1502-8

　　Ⅰ . ①告… Ⅱ . ①赵… Ⅲ . ①中医男科学 Ⅳ .

① R277.57

　　中国版本图书馆 CIP 数据核字 (2019) 第 283213 号

书　　　名：告别男科疾病

作　　　者：赵春杰

出 版 人：胡福君

出版发行：华龄出版社

地　　　址：北京市东城区安定门外大街甲 57 号　　　邮　　编：100011

电　　　话：010-58122246　　　　　　　　　　传　　真：010-84049572

网　　　址：http://www.hualingpress.com

印　　　刷：北京彩虹伟业印刷有限公司

版　　　次：2020 年 5 月第 1 版　　　2020 年 5 月第 1 次印刷

开　　　本：710×1000　　1/16　　　　　　　印　　张：14

字　　　数：200 千字

定　　　价：68.00 元

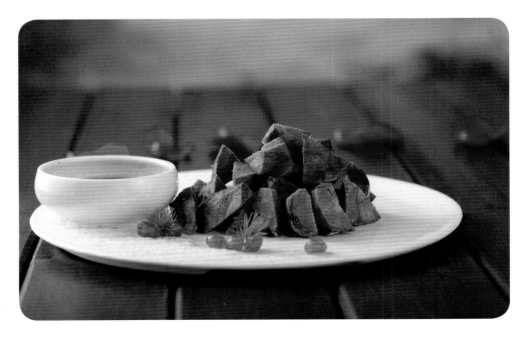

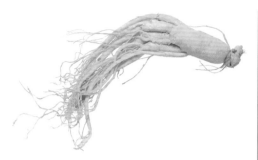

第三章　药食同源，选对中药缓解男科病

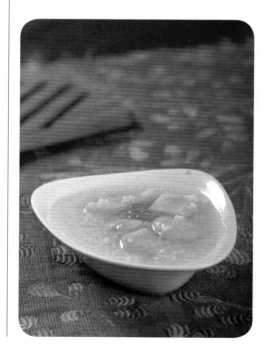

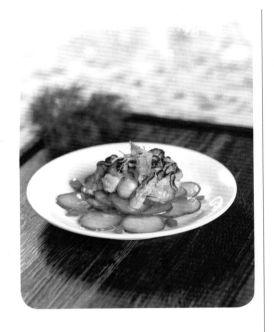

第四章　一穴制胜——补肾强腰倍轻松

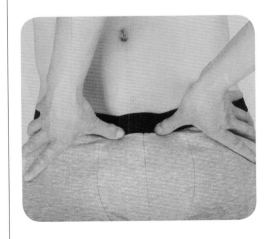

第五章　辨证治疗——远离男性疾病

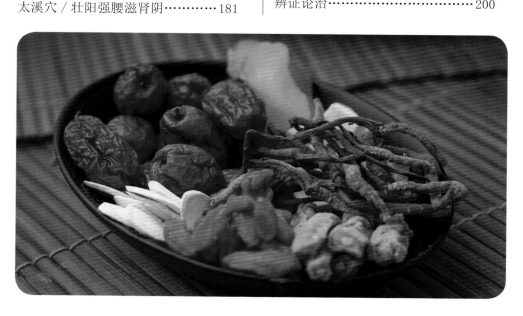

第一章

解码男科病，做健康男性

随着近代医学的发展，男科学逐步成为内科医学中的一门专科，研究男性健康问题，尤其专注于男性生殖系统以及泌尿系统。对于许多男性而言，男科门诊在他们眼中无疑是一座讳莫如深的"深宅大院"。男科知识的缺乏使很多人拒绝男科门诊，同时也关闭了一扇通往健康的大门。随着生活节奏的加快，以及一些新兴产业中电波、辐射、新材料等带来的环境污染，男性健康状况呈现出日渐恶化的趋势。据权威部门统计，目前男性疾病正向低龄化发展。40岁以上的男性52%有勃起功能障碍。原本应该在60岁以上才会出现的更年期症状，不少男子因雄性激素缺乏，更年期提前到40岁左右。20世纪80年代末，40岁左右的男性更年期症状发病率还只有0.8%，如今已上升到2.4%，整整增加了2倍。正确认识男科疾病，重视男性生殖健康，直面男科门诊，科学规范治疗才是解决"男"题的根本之道，是现代男性应有的正确健康观念。

男性生殖系统的构造和功能

男性生殖器官可分为内生殖器官和外生殖器官两部分。内生殖器官包括睾丸、生殖管道和附属性腺。睾丸是产生精子及分泌雄性激素的器官，生殖管道包括曲细精管、睾网、附睾、输精管、射精管以及尿道。生殖管道中，附睾不仅是运输精子的通道，还具有吸收和分泌腺体的功能，促进精子进一步成熟。而附属性腺包括精囊腺、前列腺及尿道球腺，它们的分泌物是构成精液的主要部分，当精子排出时，它们具有保护精子并增强和维持精子在女性生殖道内活动能力的作用。而外生殖器官包括阴阜、阴囊和阴茎。阴囊位于阴茎根部与会阴之间，内藏睾丸、附睾和精索的一部分。阴茎是男性泌尿与生殖道共用的终末排出器官，也是男性的性交器官。这些都是男性外生殖器官的主要组成部分。

睾丸

睾丸系于精索下端，包裹于阴囊内，是男性生殖腺，担负着生成精子和分泌雄激素的双重任务。睾丸为一对表面光滑稍扁的卵圆形器官，通常一侧大于另一侧，且右侧略高于左侧。直径约4~5厘米，横径约2~3厘米，每侧睾丸重10~15克左右。

睾丸及附睾实质外面被一层坚韧的组织包裹，称为白膜，具有保护睾丸的作用。白膜增厚并向里面延伸，将睾丸分隔成许多小室，叫睾丸小叶。正常男子一般有200~300个小叶，小叶里面充满了睾丸实质，是产生精子的地方，称为曲细精管。成年人每条曲细精管的直径为150~250

微米，每条长度为 30 ～ 70 厘米，最长的可达 150 厘米。一个睾丸里约有 300 ～ 1000 条曲细精管，其总长度为 200 ～ 300 米。

曲细精管也称生精小管，其内衬为生精上皮，它的外层为基底膜，里面由两种结构和功能不同的细胞组成。一种是处于各种不同发育阶段的生精细胞，由它逐步发育成为精子。另一种是支持细胞，由于生精细胞附着于其上，它起到了支持、保护生精细胞的作用，并且它还吸取体内的营养物质（包括氧气），供给生精细胞，使之发育成精子，故此得名。位于曲细精管之间的组织呈疏松状，称为间质，里面有丰富的血管、淋巴管，是将体内的营养物质供应到曲细精管处的必经之地。

间质里面还有一种具有分泌雄性激素功能的细胞，叫作间质细胞。这种细胞虽小，可是功能强大，它所分泌的雄激素分布到全身，维持男性性征和男性性功能，同时有促使生精细胞发育成精子的重要作用。

睾丸功能是在下丘脑—垂体—睾丸轴的平衡状态下维持正常运转的，任何破坏这种平衡状态的因素，都会影响睾丸的功能。

（1）睾丸在正常的生精过程中，需要有一定的温度条件。阴囊内的温度比腹腔内低 2℃ ～ 3℃，最适宜生精细胞正常分裂和发育。阴囊温度过高可引起生精障碍，甚至导致丧失生精能力。

（2）睾丸的炎症，可引起曲精细管的破坏或变性。常见的是腮腺炎并发睾丸炎和结核性睾丸炎。尤其是腮腺炎，青少年在青春期开始后如果得了腮腺炎，有 20% 并发睾丸炎，成年男子患有腮腺炎并发睾丸炎的更加普遍。近年来发现一些病毒类病原体可能会损害血生精小管屏障，使支持细胞受损，从而引起生精细胞凋亡。

（3）因为睾丸的血生精小管具有屏障的作用，一般的化学物质和抗原物质不易进入睾丸中。但某些重金属如镉、铅以及一些有机物如芳香类、有机氯类以及清洁剂等都有可能破坏血生精小管屏障，损害睾丸功能。

（4）成年男性尤其是正处于青春期的青少年，若因疾病或摄入营养不足，如一些必需氨基酸或锌、铁等微量元素摄入不足时，也可造成生精功能障碍。

（5）睾丸接受较大剂量的放射线辐射，或某些疾病、手术等影响了睾丸的血流供应时，也可能造成睾丸功能减退。

附睾

附睾是一个细长的扁平器官，贴附于睾丸的后缘，长约 5.5 厘米，由附睾管构成，附睾管极度迂曲，并与睾丸输出小管相连。附睾可分为上端膨大而钝圆的附睾头、下端尖细的附睾尾和中部圆柱形的附睾体三部分。

附睾的作用是储存睾丸产生的精子，并最终使其发育成熟，同时分泌一种直接哺育精子成熟的液体，称为附睾液，参与精液的组成。一般来说，附睾贮存约70%的精子，时间约5～25天，平均12天，比在其他部位的时间都长。

输精管

输精管是一对细长的管道，是附睾管的直接延续，管壁肌肉很厚，承担着运输和储存精子的作用。左右各一条，长约50～60厘米，直径约2～2.5毫米。输精管的管壁由平滑肌构成，收缩时能排出精子。输精管沿睾丸后缘上升，于阴囊根部穿入盆腔，末端膨大为输精管壶腹，位于膀胱的后面，有储存精子的作用。然后与精囊腺排泄管会合，二者会合后称为射精管。输精管具有很强的蠕动能力，在射精时，交感神经末梢释放大量类去甲肾上腺素物质，使输精管发生互相协调而有力的收缩，将精子迅速输出，同时亦能依靠自身的收缩和蠕动能力输送精子。

精囊

精囊主要功能是分泌一种黏液，既不产生精子，也不贮藏精子，内含

精囊腺。精囊分泌物含黏液、磷酸胆盐、蛋白质、柠檬酸和果糖等碱性胶状液。其中主要是枸橼酸（125毫克/100毫升）和果糖（315毫克/100毫升），它们是精液的主要组成部分（占50%～80%）。射精时在前列腺液之后排出，果糖是在射精后提供精子活动的主要能源。

精索

主要功能是将睾丸和附睾悬吊于阴囊之内，保护睾丸和附睾不受损伤；同时随着温度变化而收缩或松弛，使睾丸适应外在环境，保持精子产生的最佳条件。

射精管

射精管的主要功能是射精，它是一对极短的肌性管道，管壁肌肉较丰富，具有强有力的收缩力。长约2厘米，大部为前列腺所包围，狭小的开口于尿道前列腺部，以保证射精时的应有压力。它只有在性兴奋达到一定强度（阈值）时才突然开放，可以将它理解为一个"开关"，形成一种"挤出"感，通过神经反射，引发出射精时的欣快感，从而达到性高潮。

阴茎

主要功能是排尿、排精液和进行性交，是性行为的主要器官。阴茎皮肤极薄，皮肤下无脂肪，具有活动性和伸展性。阴茎海绵体的血窦可以附

入血液，在无性冲动时，阴茎绵软，在性刺激时阴茎海绵体的血窦内血液急速增多，阴茎则增大、增粗，急速变硬而勃起。当流入的血液和回流的血液相等时，则阴茎持续勃起。阴茎头部神经末梢丰富，敏感度极高，在性交达到高潮时，由于射精中枢的高度兴奋而引起射精。在性刺激下阴茎不能勃起或勃起硬度不够，无法进行性交活动，称为阳痿。阴茎勃起异常或阴茎畸形可能会引起性交困难。

前列腺

前列腺是附属腺中最大的单个实质性腺体。位于膀胱颈部下方，包绕尿道前列腺部。其大小和形状极似倒置的栗子，底面向上，与膀胱相接，尖端朝下，尿道穿行其中。纵径约3厘米，横径约4厘米，前后径约2厘米，重约20克。前列腺由30～50管泡状腺组织和平滑肌组成，埋藏在肌肉组织内，有15～20条排泄管。开口在尿道前列腺部，每天分泌0.5～2毫升黏性液体，乳白色，呈碱性，亦为精液的组成部分，约占一次射精量的13%～32%，射精时在精囊液之前排出。前列腺液对于促进精子活动能力和受精极其重要。

尿道球腺

尿道球腺是一对豌豆大的球形器官，位于会阴深部尿道膜部括约肌肌囊内。其排泄管细长，开口于尿道球部。为大多数雄性哺乳动物开口于尿道的一种腺体，共1对，是尿道腺分化形成的。尿道球腺主要功能是分泌少量呈透明略带灰白色的一种黏蛋白黏液，也是精液的组成部分。尿道球腺广泛分布在整个尿道，当阴茎勃起时，尿道球腺受挤压，分泌少量透明黏液，满布尿道黏膜表面，起润滑作用，有利于精液的排出。

了解常见的男科病

常见的男科疾病

◤ 前列腺疾病

男性生殖系统常见炎症，多见于青壮年。常与尿路炎症互为因果。分急性和慢性两种。前者多为细菌感染，且有诱因，以全身感染及后尿道激惹症状为主要表现，并伴会阴及腰骶部疼痛、排尿困难等。后者少数由急性转变而来，多数无急性过程，病因不明者又称前列腺病。临床表现常为排尿不适、疼痛、性功能障碍和神经衰弱症状，易于复发。

◤ 男性不育症

男性不育症是指由于精子的产生、成熟、运输或射精能力缺陷等所引起不能生育的总称。对男性生育有影响的因素包括基因的异常，化学物质或重金属的接触史，嗜烟酒或吸毒，精索静脉曲张，生殖激素水平紊乱，感染，生殖道发育异常，癌症，长期服用影响精子质量和数量的药物，以及肥胖、甲状腺疾病、肝病和糖尿病等情况都会对男性的生育功能造成影响。男性不育症本身并非一种独立的疾病，而是多种疾病或多种因素共同造成的结果，并且大多是通过降低精液质量而导致不育的。

◤ 男子性功能障碍

男子性功能障碍种类很多，比较常见的有如下几种：阳痿，即阴茎勃起障碍，房事时阴茎无法勃起置入；早泄，指未曾房事或刚行房事即射精；不射精，指尽管有足够的性交动作，房事仍不射精；逆行射精，指房事有快感，但未见精液射出，精液逆向进入膀胱等。男子性功能障碍各有其个性问题，也有共性问题。

◤ 泌尿生殖系统感染

近年来，男性泌尿生殖系统疾病发病率逐年上升，日益受到关注。泌尿生殖感染疾病多表现为尿频、尿急、尿痛、尿不尽、尿滴白、夜尿频多、尿道红肿等症，严重扰乱了人们的健康生活。如果不及时诊治，会导致疾病在体内扩散，危害身体健康。

男性疾病的危害

◤ 影响性功能

男科疾病跟性功能是有着密切关系的，有很多男科疾病如果治疗不及时容易造成阳痿、早泄，严重的还会影响到夫妻之间的感情。长期的性功能不正常可能导致性冷淡，对性生活产生厌恶的情绪。

◤ 影响生育能力

男科疾病也是诱发男性不育的一个主要因素。因为大多数男科疾病患者都有慢性炎症，这样他们的前列腺液成分会发生相当大的变化，直接对精液的液化时间产生极大的影响，精子的质量大大降低了，导致男性出现不育的情况。

◤ 导致慢性肾炎

一些男科疾病还会导致患上慢性肾炎。如果慢性肾炎发现得比较晚的话还有可能变成尿毒症，而且尿毒症是不可逆的，严重的会对患者的性命造成威胁。

导致男科致病的因素

◤ 外感六淫

风、寒、暑、湿、燥、火为自然界六种正常气候，当六种气候太过或不及，或"非其时而有其气""非其地而有其气"均可能引起机体功能失调或疾病发生，这称为六淫邪气。热为阳邪，最易伤精耗液，动血生疮。男性疾病的病位又主要在下焦，故临床上，尤以寒、湿、热三者为男科疾病最常见病因。

七情内伤

喜、怒、忧、思、悲、恐、惊七情是人的大脑对外界客观事物的刺激产生的情感反映。在正常情况下，七情不会使人生病。当情志变化超过了人体正常的适应范围，使人气机紊乱，脏腑阴阳气血失调，才会引起疾病，称为"七情内伤"。不少男科疾病都是由于七情内伤导致的，如精浊发病，患者有"病前性格"；性病发病中有"疑病症""恐病症"；总怀疑自己阴茎短小、发育不全；手淫后的焦虑不安等。从男性疾病的发生来说，尤其与七情中的怒、恐、思三者的关系最为密切。

先天禀赋不足

由于先天不足，素体虚弱，或后天失养，肾气亏虚，天癸不充，以致性器官发育不良，阴茎短小，睾丸软小或隐睾，阴毛稀少或无，精液的生成障碍，性功能及生殖功能低下或丧失。男性病症的发生与体质因素关系密切。无论是先天不足，还是后天失养，均可形成不同的体质类型，或偏于阳虚，或偏于阴虚，或偏于肾虚，或偏于脾虚等。这些体质因素，可引起机体对某些致病因素的易感性。另外，体质因素还决定了疾病的发展趋势。

外来伤害

（1）前阴损伤：凡枪弹金刃、跌仆踢打、虫伤兽伤、外科手术等因素都可损伤性器官，导致出血或瘀血。轻则造成性器官瘀肿疼痛，重则造成破损残废。房事不节、手淫不当也可以造成阴茎损伤，如阴茎折断、系带撕裂、异物嵌顿、包皮水肿等。（2）性事不洁：包括性生活不卫生、不洁性交，如包皮过长，不经常清洗，易导致包皮龟头炎。逆行感染还会导致尿道炎、前列腺炎。不洁性交，感染淫毒，亦可致淋病、梅毒、尖锐湿疣等性传播疾病。

劳伤

（1）房劳过度：房事频繁，或强力行房、醉以入房，耗精伤肾，肾气亏损，易致性功能和生殖功能障碍。性生活过度可能引起男性疾病，反过来，性欲压抑过度也可引起男性疾病。长期压抑性欲，经常忍精不泄，可致精液瘀败，引起尿末滴白，会阴坠痛，尿频尿急，甚至性功能障碍等。（2）手淫过度：手淫其实是人体在性冲动时自我发泄的一种行为，适度的手淫有利于性压力的宣泄，缓解机体的性紧张，而且能促使包皮向上翻开，促进龟头和阴茎的发育，有利于性发育和性心理的成熟。但恣意手淫，戕伐太过，会导致人体气血损伤，宗筋受损，出现阳痿、早泄、血精、小便淋沥、神疲头昏、腰膝酸软诸症，甚则出现不射精等性功能障碍；同时还可能会给患者带来心理负担，造成男性神经衰弱等。（3）劳力过度：久站久立可能导致精索静脉曲张，出现坠胀疼痛、男性不育症。（4）劳神过度：会导致男性脏腑功能失调，肝肾脾胃损伤，出现性欲减退、阳痿、不育症、前列腺疾病。

▶ 不健康生活方式

（1）饮食不节。饮食不节是指饮食不节制、饮食不洁、饮食偏嗜等导致的男性疾病。还有饥饱失常或暴饮暴食等均可导致人体脏腑功能失调而引发男性疾病。此外，还有医源性因素如长期服用安眠镇静药可致阳痿等，应引起重视。（2）起居失常。过度熬夜。现代人由于工作、应酬及生活方式的改变，熬夜、夜生活成了不少人的习惯，打破了人正常的作息时间，耗伤了人体的正气，导致抵抗力下降，是不少男科疾病发生的基础。（3）缺乏运动。养生需要心静体动，而现代人想得太多、动得太少。久坐会长时间压迫会阴部，导致性器官气血运行不畅，气滞血瘀出现多种男性疾病。如过劳易导致阳痿、筋疝等。

▶ 年龄

年龄对男科来说是一个明显的致病因素。生育和年龄有明确关系，即"二八，肾气盛，天癸至，精气溢泻，

阴阳和，故能有子……八八，则齿发去。肾者主水，受五脏六腑之精而藏之，故五脏盛，乃能泻；今五脏皆衰，筋骨解堕，天癸尽矣，故发鬓白，身体重，行步不正，而无子耳"。年龄可以导致生育力下降，胎儿流产率、畸形率上升，甚至丧失生育能力；男性超过40岁，性功能会明显下降，勃起功能障碍（简称ED发病率）可以高达52%以上；合并有高血压、高血脂、糖尿病等基础疾病者，ED发病率可高达70%以上；年龄增加，前列腺增生症发病率会明显提高。

▶ 职业环境

职业因素是导致男性发病常见因素，尤其是对男性生育影响更大。从事厨师、炼铁、炼钢、桑拿、洗浴等高温行业者可直接影响睾丸生精功能；从事印刷、油漆、农药、电焊、电子、污染、辐射工作等工作也会影响男性生育；从事司机、IT、设计等久坐的职业，可能会导致前列腺炎、性功能障碍、男性不育症。

如何自查男科疾病

男士应多多给予自己健康关怀，首要的一点是了解更多的保健知识。当出现问题时如何自行自查？在此为男性朋友介绍一些男科自检常识，让男士们不进医院也能加深对生殖系统的了解，及早发现生殖系统疾病从而获得早期治疗，争取早日康复。

（1）正常阴茎大小差异很大，一般约 7 ～ 10 厘米，只有在过分短小或过分巨大且伴有功能异常时，方可认为不正常。应注意阴茎大小、形态、位置及有无畸形，确定自己有无勃起功能障碍，以及阴茎有无瘀斑、硬结、肿块、溃疡等情况。

（2）观察包皮是否过长，可翻起包皮，检查有无红肿、溃疡、分泌物及包茎、包皮口狭窄、包茎内肿块等。包皮过长和包茎是常见的疾病。检查包茎者必须把包皮翻回原状，否则容易造成嵌顿。儿童及青少年包茎者，阴茎头部扪到的硬块往往是包皮垢。

（3）注意尿道口的位置、大小、数目，是否有外伤、畸形、炎症、肿物及异位排尿口，有无分泌物、出血、血迹；尿道有无压痛、肿块、硬结等。若尿道触诊硬韧呈索条状，提示尿道狭窄。如果尿道有压痛，挤压尿道口有脓性分泌物，则可能为尿道炎。

（4）观察阴毛有无、多少和分布情况。正常成年男性的阴毛分布略呈正三角形，其上缘境界不明显，正中逐渐向上延伸至脐孔。如果阴毛分布反常，则有内分泌紊乱的可能。如果阴阜部有瘙痒且有虮样小虫出现，可能是感染了阴虱。

（5）注意阴囊的大小、形状，有无空虚、水肿、血肿、窦道、肿瘤及阴囊坏死、尿外渗等情况。阴囊内肿块首先应明确是来自阴囊，还是来自腹腔。可利用站立与平卧两种体位检查来区别。如阴囊肿块系腹股沟疝，由交通性鞘膜积液或精索静脉曲张引起，常在平卧时肿块消失或缩小，站立时用手指压迫腹股沟管外环，肿块不再出现，移开手指后肿块重新降入阴囊内；其次，触诊肿块的硬度，有无波动感或坚实感，触诊腹股沟管外环有无咳嗽冲击感及回复性改变。认真分辨阴囊内肿块与睾丸、附睾及精索的关系。应常规作透光试验检查，睾丸鞘膜积液透光试验为阳性，但如鞘膜增厚或积液混浊则不能透光。

（6）注意睾丸大小、形状、硬度、重量，感觉有无异常。早期的睾丸肿瘤其形状仍似睾丸，继续发展肿瘤体积增大成圆形，表面光滑质较硬，托起睾丸有沉重感，透光试验阴性，此为睾丸肿瘤特点。

（7）附睾注意附睾头部、体部、尾部之大小、硬度，有无结节及触痛感，有无脓肿或阴囊瘘管，输精管有无增粗或结节，确定病变位置。附睾任何部位的增大均为病理表现。急性炎症时红肿热痛均明显。慢性炎症仅有肿大及轻压痛，附睾结核质硬，压痛不明显，有时形成冷脓肿和窦道。

养生保健，预防疾病

注意生殖器的卫生保健

男性生殖器的卫生保健一直被人们忽视。男子阴囊、阴茎皮肤皱褶多，汗腺多，尤其是穿化纤内裤时会通风不良，汗液、残留尿液、粪渣、性交后双方分泌物均可污染局部，引起感染。因此，男性特别是青春期男性要重视生殖器卫生保健。

男性生殖器卫生保健主要包括以下5个方面。

（1）平时注意清洁生殖器。做到天天清洗包皮内的脏东西，这样可以有效地预防包皮过长而引起的感染。包皮过长容易藏污纳垢，招致生殖器炎症。另外，还会影响性伴侣的健康，引起对方生殖系统感染。

（2）不穿过紧的牛仔裤。因为过紧的牛仔裤既不通气，又容易形成对睾丸的压迫和较高的温度，会导致精子生成障碍，引起不育。所以不宜长期连续穿牛仔裤，牛仔裤宜与其他衣服交替穿戴。

（3）避免阴茎损伤和睾丸损伤。睾丸和阴茎易遭受外来的损伤，如果不进行及时治疗，将会留下后遗症，如遇损伤，建议马上到医院治疗。

（4）养成良好的生活习惯。不抽烟、不喝酒、不吸毒。另据国内外资料报道，

90%以上的男性有过手淫，这对身体健康并无损害。但是，频繁手淫会造成体质虚弱、精神萎靡、失眠，应当减少和节制。

（5）在生活工作中，要避免高温环境。因阴囊在高温状态下，精子的成活率低，会严重影响生育，司机、炼钢工人要特别注意。另外，还要避免放射线，阴囊易受放射线的伤害，影响精子数量和质量，使优生得不到保证。

男性的生殖健康关系到子孙后代的幸福和人类的生存和文明，理所当然地应受到重视。生殖健康教育应从青春期开始，生殖系统疾病的防治则应从婴幼儿期给予关注。要提高对男性生殖健康重要性的认识，杜绝性病传播，增强生殖健康的自我保护意识和预防疾病的知识，防患于未然。这样不仅有利于男性自身，而且还可给家庭和夫妇双方带来益处。有助于提高对性健康的认识，减少包括艾滋病在内的性传播疾病的发生。有助于增进夫妻感情、促进婚姻幸福，并使孩子获得有利于健康成长的家庭环境。

必须戒除的不良生活习惯

男性的性能力与很多生活习惯密切相关，比如抽烟、酗酒、熬夜、穿紧身裤等都会影响男性性功能。

男性的性能力和很多习惯密切相

关，除了会受本身的体质及某些疾病的影响外，某些不良生活习惯、性知识贫乏等对它的影响也不容忽视。为此总结以下几条，供大家参未。

（1）酗酒和过多吸烟。

长期酗酒不但会影响生精功能，还会使男性的性功能减退。在一项研究中，选择了40名慢性酒精中毒的男性以及无酒精中毒对照组。慢性酒精中毒组中65%睾丸萎缩，17.5%有抗精子抗体，明显高于无酒精中毒的对照组；长期大量吸烟，也会影响生育。临床研究证实，每天吸烟20支者，精子存活率仅为49%。

（2）过频的热水浴。

睾丸产生精子需要比正常体温低1～1.5℃的环境。有资料表明，连续3天在43～44℃的温水中浸泡20分钟，原先精子密度正常的人，精子密度可降到1000万/毫升以下，这种情况可持续3周。近年流行的"温热避孕法"就是根据这个道理推出的。因此，过频、过久的热水浴，对于精子数量少、存活率低的不育患者是不适宜的。当然，每周1～2次时间不太长的热水浴并无大碍。

（3）饮食习惯。

生精功能与营养水平密切相关，多吃些瘦肉、鸡蛋、鱼类、蔬菜，以保障必要的蛋白质、维生素和微量元素的供给是必不可少的。偏食的人常容易营养素的缺失＝。

（4）过多地骑自行车、摩托车、三轮车以及骑马。

过多地做这些活动往往会使前列腺和其他性腺导致慢性劳损和充血，影响它们的功能，或引发慢性炎症，从而影响生育能力。

（5）性技巧不足。

夫妻双方缺乏必要的性技巧，缺乏对异性的刺激和吸引力，使性生活变成了一种例行之事，而倍加乏味，终致性欲丧失。

（6）生活环境不佳。

生活环境不好，居住条件不佳，性生活缺乏隐蔽性和安全感，会给夫妻双方造成心理上的过重负担，从而使性生活变得索然无味。

（7）熬夜，睡眠不足。

人的生物钟支配着人体内分泌，有研究表明，夜间内分泌功能更为旺盛，譬如生精主要在夜间进行。如果夜间得不到正常休息，就会出现内分泌紊乱，生精功能也会紊乱。长期如此，就会导致精子出现生成障碍，精子活率低、活力差，甚至精子密度降低。

（8）性生活不规律。

性生活过于频繁会导致精子数量减少。另外，性生活过于频繁、性交

中断、手淫过度等还会导致性器官的
不正常充血，有可能诱发无菌性前列
腺炎，影响精子的生成。

第二章

吃对食物，还男人
幸福人生

第一节 补对了营养才有效

让男人神采奕奕的八大营养

万能的廉价营养素：水

众所周知，女人要经常补水才能保持美丽健康。其实对于男人来说，补水也是必不可少的。水可以起到润滑关节、调节体温，并将身体的代谢废物迅速排出体外的作用。普通人每天至少需要 6 ～ 8 杯水，而对于运动爱好者来说，需要量至少要增加一倍。缺乏水分不仅会影响肌肉的饱满度，还会影响肌肉的增长。许多男士在运动之后会想到补水，其实，只要在运动前后补充含有能量及丰富电解质的运动饮料就可以很好地满足身体的需要。

需要提醒的是，男士每天吸收水分总量应为 2000 毫升左右。除了饮水，还可通过牛奶、水果等来补充。最合适的饮水方式是"少量多次频饮"，也就是分多次饮水，每次适量，而不是一次大量地喝水。

肠道的清道夫：膳食纤维

男人一般爱运动，而这样就会导致体内代谢废物增多，同时疲劳和压力还会导致胃肠功能紊乱。食物中的膳食纤维对促进良好的消化和排泄固体废物有着举足轻重的作用，适量补充可防止便秘并降低肠癌的患病风险。纤维素还有调节血糖，预防糖尿病的功效，对防治高血压、心脑血管疾病也有一定的疗效。

理想的膳食纤维摄入量是每天18 ～ 35 克。加工"粗糙"的食品，如糙米、豆皮，比加工"精细"的精白粉等含有更多的膳食纤维。此外，魔芋、豆类、木耳、薯类的膳纤维含量也很高。其次是蔬菜和水果。如有必要，可适量增加膳食纤维补充剂的使用，使用剂量要参考产品说明，但最重要的是依据个人的需要而定。

减压营养素：镁

一般男性是家庭的支柱，所承受的压力较大。除却心理的压力，血压也是不可忽视的。而镁的正常摄入可以起到降低血压，减少心脏病发病率的作用。此外，作为神经传导的重要物质，镁还可以使肌肉放松，心跳有规律。与含钙食品同食时还可以促进钙质的吸收。对于男性来讲，摄入充足的镁还可以增强生殖能力。

镁是叶绿素中的主要成分，因此，补镁应当经常进食绿色蔬菜、瓜果、花生、芝麻、大豆、麦麸、麦胚、速溶咖啡及牛肉、猪肉等。另外，粗制的海盐要比精制的海盐含镁高。蛋白质、乳糖、维生素D、生长激素和抗生素能加强镁的吸收，但钙、磷、草酸、植酸盐和消化不完全的脂肪会干扰镁的吸收。

雄性激素必备营养素：锌

锌可以促进雄性激素的生成，从而促进肌肉的合成。足够的锌可以增强性欲，保障性功能和生殖能力健康正常。而缺锌则很容易导致男性不育。医生们常用锌来治疗阳痿。锌还能加速人体伤口的愈合，提高身体免疫力。补充锌不仅能促进智力发育，使人耳聪目明，而且能延缓疲劳，振作精神。

男性缺锌的情况较常见，对于一些喜欢运动的人来说更是如此。因为汗液可带走大量的锌。所以，男性应多食一些含锌丰富的食物，如海产品、肉类、粗粮、豆类等。牛奶、鸡蛋、无花果、草莓等食物中的含量也较多。

塑型能手：铬

铬具有很好的塑形作用，深受健美男性的喜爱。此外，还有促进胆固醇代谢、增强身体耐力的作用。运动男性对铬的需求较普通人要多出1倍，对于那些想通过运动来达到健美效果的男性来说，一定要注意对这种营养元素的摄取。牛肉、黑胡椒、糙米、玉米、小米、粗面粉、红糖、葡萄汁、食用菌类等食物中铬的含量较多。此外，茶叶、人参、灵芝、黄芪、鳖甲、何首乌等也含有丰富的铬元素。男士还可通过多喝啤酒来提高对铬的摄取。

能量的使者：B族维生素

B族维生素的主要作用就是帮助物质和能量代谢的顺利进行。此外还有调整内分泌系统、维护神经系统的稳定、平衡情绪的作用。但这类维生素容易缺失。运动后的排汗便会造成B族维生素的大量损失。B族维生素含量较多的食物有谷物胚芽、深绿色蔬菜、动物内脏及蛋黄，以及鱼、牛奶等，也可通过补充复合维生素片来摄取。

细胞"防弹衣"：番茄红素

番茄红素有清除体内自由基、保护细胞完整性的作用，因此被称为细胞的"防弹衣"。它主要存在于茄科植物西红柿的成熟果实中。科学研究证明，人体内的单线态氧和氧自由基是侵害人体自身免疫系统的罪魁祸首。番茄红素清除人体自由基的作用远远高于其他类胡萝卜素和维生素E，它可以有效地防治因衰老、人体免疫力下降引起的各种疾病。

保护健康的功臣：维生素C

维生素对人体健康有着重要意义，特别是维生素C，不仅可以增强人体的免疫力，对治疗不育症、缓解精神压力也有一定功效，是保护人体健康的多面手。但维生素C属于水溶性维生素，因此会随着汗液而大量排出体外。尤其是吸烟的人士应注意加量补充。

绿色蔬菜及柑橘、柠檬、草莓、木瓜、芒果、哈密瓜等水果都是富含维生素C的食物。且蔬菜中的含量要比水果中多。因此喜欢运动的人平常可多吃蔬菜及水果。

吃对五味，提升"性福"

饮食和性爱是人生两件大事。在饮食当中，酸、甜、苦、辣、咸这五种味道不仅关系到口感，其实与性也密切相关。早在两千多年前，中医就通过五味搭配，帮助人们调理性功能，提升"性福"。

酸味养肝，改善勃起

中医认为酸入肝。肝是管理情绪的重要脏器，而抑郁等不良情绪会在一定程度上影响性生活。吃一些酸味食物，能帮助舒缓不良情绪，减少心理因素引起的性功能问题。同时，酸的收敛固涩作用，对遗精滑精、尿频尿急等症状比较有效。酸味食物还能保护血管弹性，延缓并适当改善男性性器官的疲软状态。

▶ 专家提示：

平时容易生气上火、脸上起痘、嘴角起泡的人，应多吃点酸。但消化不良、患有胃溃疡、胃酸过多的人不宜吃。酸枣、梅子、柠檬、菠萝等酸味鲜果是首选。

甜味健脾，唤起性欲

我们通常所说的甜味，在中医里称为"甘"。甘入脾，吃甘甜食物可以健脾，补养气血，调和阴阳。脾气不足象征着能量和免疫功能低下，容易造成性欲低下，男性勃起功能变差，女性阴道干涩。适当的甜食可以帮助滋补，唤起性渴望。

▶ 专家提示：

天然甜的食物：如山药、南瓜、红薯等，细细咀嚼，会有"回甜"。其他甜味食物如巧克力、红糖可以适度食用，但吃多了会引起肥胖、心血管疾病，造成身体缺钙，反而会影响性能力。

苦味清火，延长时间

苦入心，可以清火养心。成年男女都会有性冲动，在缺少性生活的情况下，体内会产生一种躁动。对男性来说，这股"火"会使其性器官变得比较敏感，容易在比较短的时间内出现排精，发生早泄。要想改善这种情况，就应吃点苦味食物，让身体处于慢兴奋状态。

▶ 专家提示：

苦味食品中以蔬菜和野菜居多，如莴苣叶、生菜、苦瓜、萝卜叶等，比较适合在夏天或燥热的环境中食用。

辣味暖身，提升激情

在中医里，辛包含我们所说的辣味，但范围相对广阔，还包含羊肉、大葱等味冲的食物。适量的辛味食物能行气活血，促进血液循环，帮助男性加速血流，提升性器官充血勃起度。辛味食物还能祛风散寒、增加体温，减少因寒冷丧失的性激情，增加性爱频率。

▲ 专家提示：

羊肉、韭菜推荐多吃，建议少吃辣椒。有溃疡病、胃部疾病、大便秘结、神经衰弱及皮肤病等患者，不宜吃辣食。

咸味入肾，少吃为妙

天然咸的食物具有养肾的功效，可以促进食欲，保持体力，如海带、紫菜、海参等。不过人们通常理解的咸味，主要指加盐食物。吃过量的盐，可能造成血管过早硬化，容易发生勃起问题，导致性生活时力不从心，还会加重肾脏负担，伤害女性皮肤，引起早衰。

▲ 专家提示：

适当食用天然咸的食物，尽量不吃或少吃咸菜等咸味重的食品，减少盐的摄入量。

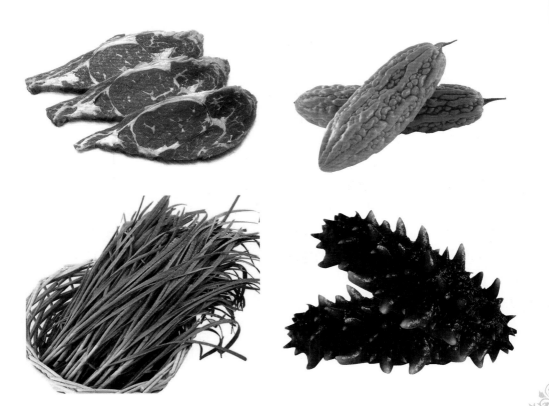

第二节 五谷杂粮

薏米

增强人体免疫力

别　　名　薏仁、薏苡仁、六谷米、苡米、苡仁。

性味归经　味甘，性寒；归脾、胃、肺经。

建议食用量　每餐 50 ~ 100 克。

营养成分

糖类、脂肪油、氨基酸、亮氨酸、赖氨酸、精氨酸、酪氨酸、薏苡素及维生素 B_1 等。

保健原理

薏米含有多种维生素和矿物质，对人体吸收营养有帮助。具有利尿渗湿、健脾止泻、清热解毒、降糖、排脓之功效，对遗精梦泄、白带淋漓，肌肉酸重、关节疼痛者有食疗和有益的帮助。

食用疗效

薏米含有人体必需的 8 种氨基酸，对于久病体虚、病后恢复期患者，老人、产妇、儿童都是比较好的药用食物，可经常食用。不论用于滋补还是用于食疗，作用都较为缓和，微寒而不伤胃，益脾而不滋腻，营养胜于其他谷类。

在盛夏多吃薏米可以及时补充高温下的体力消耗，起到增强免疫力的作用。

食用宜忌

薏米性微寒，体质偏寒的人可选择食用炒过的薏米，体质偏热的人可直接煮食。薏米药用也需要注意食用方式：健脾益胃，宜炒用；利水渗湿、清热排脓、舒筋除痹，均宜生用。

良方妙方

甲状腺功能亢进：川贝母 15 克，薏米 30 克，冬瓜 30 克，丹参 15 克，昆布 15 克，红糖适量。川贝母、丹参加水先煎，去渣取液，加入薏米（洗净）、冬瓜、昆布，煮粥熟，加入红糖食用，每日 1 剂。

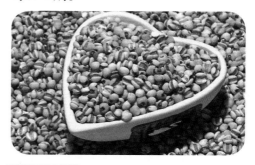

经典论述

1.《本草纲目》："健脾益胃，补肺清热，祛风胜湿。"

2.《中国药植图鉴》："治肺水肿，湿性胸膜炎，排尿障碍，慢性胃肠病，慢性溃疡。"

养生食谱

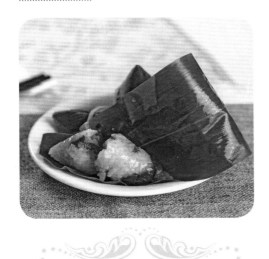

◆ 迷你小粽子

主 料： 糯米 250 克，薏米 100 克。

辅 料： 红枣丝 100 克，粽叶 10 片。

调 料： 白糖 100 克。

做 法：

1. 糯米、薏米泡 8 个小时以上，粽子叶洗净泡清水中。

2. 把粽子叶卷起放入糯米和小枣包成粽子，用绳子绑紧。

3. 锅中加水没过粽子，煮一个半小时即可。

功 效： 养肺化痰、健脾利湿。

◆ 薏苡仁苦瓜红豆粥

主 料： 薏苡仁、红豆各 50 克，苦瓜 30 克，粳米 100 克。

做 法：

1. 将薏苡仁用温水泡 30 分钟后洗净备用，苦瓜洗净去瓤，切片备用。

2. 锅上火加水适量，放入粳米和薏苡仁，同煮八成熟，再放入苦瓜，煮熟成粥即可。

功 效： 补中益气、清热排脓。

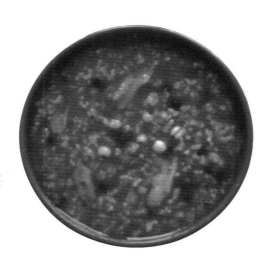

小米

益肾气补虚损

别　　　名	粟米、谷子、稞子、秫子、黏米、白粱粟、粟谷。
性味归经	味甘，性微寒；归胃经。
建议食用量	每餐 50 ～ 80 克。

营养成分

蛋白质、脂肪、碳水化合物、胡萝卜素、维生素 B_1、钙、锌、锰、维生素 D、维生素 C 和维生素 B_{12} 等。

保健原理

小米中所含的锌，是维护性腺健康的微量元素，有助于性器官和第二性征发育健全；小米中所含的锰，能维持性功能，有利于精子活力增强，保持生殖功能健康正常。小米适合阴虚体质者食用，尤其适宜体虚乏力、精神紧张引起的早泄患者食用。

食用疗效

一般粮食中含胡萝卜素较少，而小米每 100 克中含量达 100 微克，维生素 B_1 的含量也非常高。因此，对于老弱患者说，小米是理想的滋补品。

小米中含有多种维生素和矿物质，有助于抑制血管收缩，降低压，预防动脉硬化，同时，还可健脾益气、补虚、降脂降糖。

食用宜忌

一般人均可食用。小米是老人、患者、产妇宜用的滋补品。

气滞者忌用；素体虚寒，小便清长者少食。

经典论述

1.《本草纲目》："粟米味咸淡，气寒下渗，肾之谷也，肾病宜食之。虚热消渴泻痢，皆肾病也。渗利小便，所以泄肾邪也。降胃火，故脾胃之病宜食之。"

2.《本草衍义补遗》："粟，陈者难化。所谓补肾者，以其味咸之故也。"

3.《随息居饮食谱》："粟米功用与籼米略同，而性较凉，患者食之为宜。"

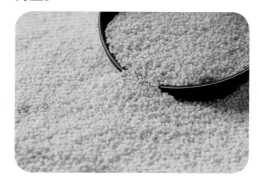

养生食谱

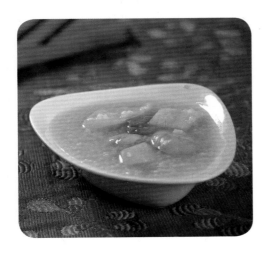

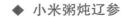

◆ 小米粥炖辽参

主　料： 辽参 1 条，小米 25 克。

辅　料： 小油菜 1 棵。

调　料： 清汤 1000 毫升、浓汤 850 毫升、料酒 20 毫升。

做　法：

1. 将发好的辽参用加了料酒的水汆两遍，然后用清汤煨制入味，待用。

2. 小油菜洗净，略焯水，待用。

3. 小米放在浓汤中炖成粥状，待用。

4. 将炖好的海参放入小米浓汤粥中，上火再蒸 10 分钟，放入油菜即可。

功　效： 补肾益精、养血润燥。

◆ 小米栗子薯粥

主　料： 小米 100 克。

辅　料： 栗子 30 克，白薯 50 克。

做　法：

1. 栗子去皮，白薯去皮切小块。

2. 小米淘洗干净。

3. 锅中加水烧开，加入小米、栗子、白薯同煮 20 分钟，小米开花即可。

功　效： 健脾养胃、益气补虚。

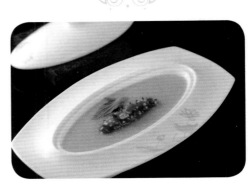

粳米

强阴壮骨，补中益气

别　　　名	粳米、硬米、稻米。
性味归经	性平，味甘；归脾、胃经。
建议食用量	每餐 50～100 克。

营养成分

蛋白质、脂肪、碳水化合物、粗纤维、钙、磷、铁、维生素 B_1、维生素 B_2、烟酸、蛋氨酸、缬氨酸、亮氨酸、异亮氨酸、苏氨酸、苯丙氨酸、色氨酸、赖氨酸、谷维素、花青素等。

保健原理

《滇南本草》说，粳米"治诸虚百损，强阴壮骨，生津，明目，长智"。粳米比精米更有营养，它能降低胆固醇，减少心脏病发作和脑卒中。对滋养人体的阴液和肾精大有裨益，对男性保健有很大的益处。

食用疗效

粳米即日常人们食用的大米，亦称粳稻米。它的营养成分主要有蛋白质、脂肪、淀粉、维生素，以及钙、磷、铁等矿物质。粳米性味甘平，具有健脾养胃、止渴除烦、固肠止泻等功效。故药膳中多用粳米，且常作粥食。用粳米煮粥时浮在面上的浓稠液体叫作米油或粥油，其营养丰富，可滋阴强身，有医家称之"可代参汤"。因此粥被誉为"世间第一补人之物"。

食用宜忌

一般人群均可食用，是老弱妇孺皆宜的食物，病后脾胃虚弱或烦热口渴的患者更为适宜。大米多用来煮粥、蒸米饭，以这种形式进食最容易消化和吸收，也能加强和改善胃的功能，有益于营养的利用。在煮米粥时，切记不要加碱，否则会对大米中的维生素造成破坏。

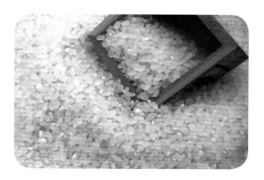

良方妙方

1. 肾虚不固而致遗精：生地黄 30克，切碎，加入粳米 150 克，共放锅内加水适量煮粥食，每日 1 次。

2. 遗精：莲子 50 克，捣碎，加粳米 150 克，共煮成粥，代早餐食。

经典论述

《食鉴本草》："补脾，益五脏，壮气力，止泻痢。"

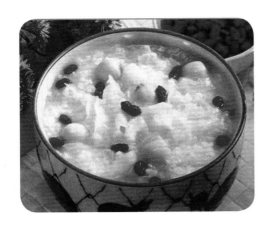

◆ 莲子芡实粥

主　料：莲子 50 克，芡实 15 克，大米 100 克。

做　法：

1. 莲子、芡实分别洗净，芡实放水中浸泡 3 小时；大米淘洗干净。

2. 将莲子、芡实、大米放入锅中加入适量水（多放一些，不要使粥过黏）熬约 40 分钟即可。

功　效：益肾涩精、补脾安神。适用于肾气亏虚型早泄、遗精、腰膝酸软等症。

◆ 苁蓉羊肉粥

主　料：肉苁蓉 15 克，羊肉、粳米各 100 克。

调　料：盐、姜末、葱花各少许。

做　法：

1. 分别将肉苁蓉、羊肉洗净切细丝；粳米淘洗干净。

2. 用砂锅煎肉苁蓉取汁，去渣，放入羊肉丝、粳米同煮。

3. 待沸后加入盐、葱花、姜末调味，煮成稀粥即可。

功　效：补肾助阳、健脾养胃。对脾肾阳虚、中阳不振、下元虚冷、脘腹冷痛、阳痿早泄、遗精遗尿、阳虚冷秘等有明显疗效。

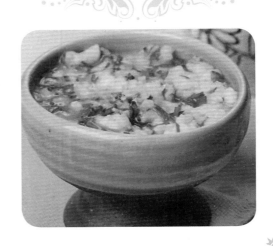

红小豆

润肠通便防结石

别　　　名	野赤豆、赤小豆。
性味归经	味甘、酸，性平；归心、小肠、肾、膀胱经。
建议食用量	每餐约30克。

营养成分

蛋白质、脂肪、碳水化合物、粗纤维、三萜皂苷、灰分、钙、磷、铁、硫胺素、核黄素、烟酸。

保健原理

红小豆含有较多的三萜皂苷，可刺激肠道，有很好的利尿作用，还可以解酒。红小豆对湿热腹泻、尿路感染、前列腺炎、肾炎、肾炎水肿等患者均有食疗效果。且含丰富的膳食纤维，具有润肠通便的功效，可以预防结石、健美减肥，是男性保健的首选食品。

食用疗效

红小豆有生津、利尿、消胀、除肿、止吐的功效，具有良好的润肠通便、降血压、降血脂、调节血糖、解毒抗癌、预防结石、健美减肥的作用；红小豆也是富含叶酸的食物，产妇、乳母多吃红小豆有催乳的功效。

食用宜忌

红小豆一般人群都可以食用。因其具有利水除湿、和血排脓、消肿解毒的功效，所以尤其适合水肿、哺乳期女性吃。红小豆宜与其他谷类食品混合食用，一般制成豆沙包、豆饭或豆粥。但需要注意的是，红小豆利尿，故尿频的人应少吃。阴虚无湿热者及小便清长者忌食。

良方妙方

早泄：红小豆20克，竹叶10克，乌梅10克。将红小豆、竹叶洗净，置锅中，加乌梅、清水500毫升，急火煮3分钟，改文火煮30分钟，滤渣取汁，分次饮用。本方清热利湿，适用于早泄属肝经湿热者，症见口苦胁痛、小便黄赤、阴囊湿痒等。

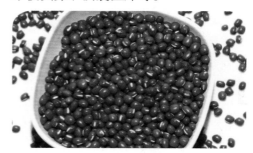

经典论述

1.《本草纲目》："辟瘟疫，治产难，下胞衣，通乳汁。"

2.《名医别录》："主寒热，热中，消渴，止泄，利小便，吐逆，卒澼，下胀满。"

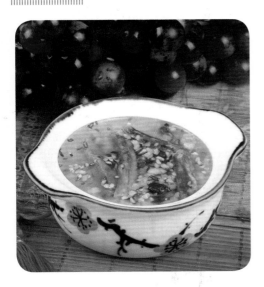

◆ **红豆莲子粥**

主　料：紫米 60 克，红小豆 30 克，莲子、花生仁各 20 克。

调　料：冰糖适量。

做　法：

1. 紫米、红小豆淘洗净，用水浸泡约 3 小时。

2. 紫米、红小豆加适量水煮沸，改小火煮约 40 分钟。

3. 加入花生仁、莲子继续煮约 30 分钟，放冰糖再煮 5 分钟即可。

功　效：健脾补肾、利尿消肿。

◆ **赤豆鸭肉粥**

主　料：红小豆 25 克，鸭肉 100 克，大米 150 克。

调　料：葱、姜、盐各适量。

做　法：

1. 赤豆洗净泡透，鸭肉切成丁备用。

2. 大米、红小豆放入锅内加清水烧沸，再加入鸭肉、葱、姜、盐同煮至粥黏稠熟软即可。

功　效：利水消肿、益胃滋阴。

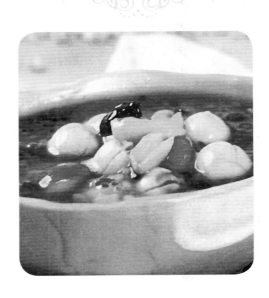

绿豆

·——》· 提升肾脏免疫力

别　　名　青小豆、植豆。

性味归经　味甘, 性凉; 归心、胃经。

建议食用量　每餐 40 ~ 80 克。

营养成分

蛋白质、脂肪、碳水化合物、维生素 B_1、维生素 B_2、胡萝卜素、菸碱酸、叶酸、钙、磷、铁等。

保健原理

绿豆中含有丰富的胰蛋白酶抑制剂, 能减少蛋白质分解, 从而起到保护肝肾的作用。绿豆能抑制血脂上升, 可有效降低血压、血脂, 对糖尿病、肾炎尿路感染、前列腺炎等均有较好的辅助治疗作用。

食用疗效

绿豆营养丰富, 药用价值也很高, 所含蛋白质、磷脂均有兴奋神经、增进食欲的功效, 为人体许多重要脏器所必需的养份。绿豆对葡萄球菌以及某些病毒有抑制作用, 能清热解毒。

食用宜忌

绿豆具有解毒作用。经常在有毒环境下工作或接触有毒物质的人, 可经常食用绿豆来解毒保健。由于绿豆

的这一作用, 服用中药特别是温补中药时不要吃绿豆食品, 以免降低药效。脾胃虚寒滑泄者勿食。

良方妙方

1. 阴茎生疮 : 蚯蚓 0.6 克, 绿豆粉 0.3 克。水碾涂上, 干又敷之。(《朱氏集验医方》)

2. 肾盂肾炎 : 绿豆、薏仁米各 30 克, 加水煮汤, 连渣服食, 每天 1 次。

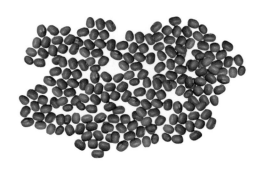

经典论述

1. 《本草求真》: "绿豆味甘性寒, 据书备极称善, 有言能厚肠胃、润皮肤、和五脏及资脾胃。按此虽用参、芪、归、术, 不是过也。"

2. 《本草汇言》: "清暑热, 解烦热, 润燥热, 解毒热。"

3. 《随息居饮食谱》: "绿豆甘凉, 煮食清胆养胃, 解暑止渴, 利小便, 已泻痢。"

4. 《本草纲目》: "厚肠胃。作枕, 明目, 治头风头痛。除吐逆。治痘毒, 利肿胀。"

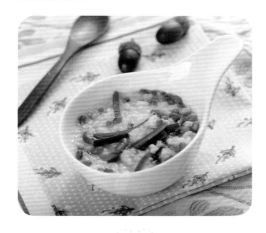

◆ 海带绿豆粥

主　料：白米 100 克，绿豆、水发海带丝各 50 克。

调　料：盐适量，芹菜末少许。

做　法：

1. 白米洗净沥干，绿豆洗净泡水 2 小时。

2. 锅中加水煮开，放入白米、绿豆、海带丝略搅拌，待再煮滚时改中小火熬煮 40 分钟，加入盐拌匀，撒上芹菜末即可食用。

功　效：清热解毒、利水泄热。

◆ 绿豆汤

主　料：绿豆 100 克。

调　料：冰糖适量。

做　法：

1. 将绿豆洗净备用。

2. 锅放清水烧开，然后放入绿豆，用大火烧煮。煮至汤水将收干时，添加滚开水，再煮 15 分钟，直至绿豆开花酥烂。

3. 加入冰糖，再煮 5 分钟，过滤取汤即可。

功　效：清热解毒、止渴消暑。

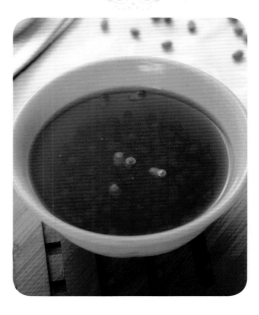

黑豆

❀ 补肾益精的"肾之谷"

别　　　名　黑黄豆、乌豆、料豆。
性味归经　味甘，性平；归脾、肾经。
建议食用量　每餐约30克。

营养成分

蛋白质、脂肪、维生素、微量元素、皂苷、黑豆色素、黑豆多糖、异黄酮等。

保健原理

中医认为"黑豆乃肾之谷"。现代研究表明，黑豆含有黄酮类物质，具有内雄激素的作用，经常食用有补肾益精等功效，能有效缓解男性尿频、腰酸、下腹部阴冷等症状。

食用疗效

黑豆中蛋白质含量高达36%~40%，含有18种氨基酸，特别是人体必需的8种氨基酸。黑豆还含有不饱和脂肪酸，含量达80%，吸收率高达95%以上，除能满足人体对脂肪的需要外，还有降低血中胆固醇的作用。黑豆中微量元素如锌、铜、镁、钼、硒、氟等的含量都很高，其中一些对延缓人体衰老、降低血液黏稠度非常重要。

食用宜忌

黑豆一般人群均可食用。尤其适宜脾虚水肿、脚气浮肿、体虚、小儿盗汗、自汗者食用。可治疗热病后出虚汗等症。此外，黑豆也适宜妊娠腰痛或腰膝酸软、白带频多、产后中风、四肢麻痹者食用。需要注意的是，儿童及肠胃功能不良者不要多吃。

温馨贴士

储存黑豆要控制好温度。温度是影响黑豆储藏的重要因素，一般以温度低于16摄氏度为宜。也可以将黑豆放到密封的罐子里，将密封好的罐子放置在干燥、通风处。

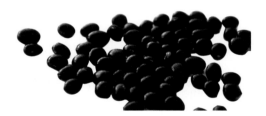

良方妙方

1. 肾虚消渴：炒黑豆、天花粉各等份，研末，面糊和丸如梧桐子大，每服70丸，煮黑豆汤送下，1日2次。
2. 肾虚耳聋、小儿夜尿：猪肉500克、黑豆100克，煮熟任意食之。

经典论述

《本草纲目》："服食黑豆，令人长肌肤，益颜色，填筋骨，加力气。"

养生食谱

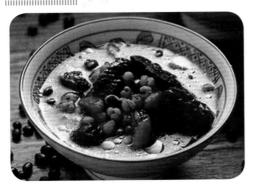

◆ **巴戟天黑豆鸡汤**

主　料：巴戟天 15 克，黑豆 100 克。

辅　料：鸡腿 1 只。

调　料：盐、胡椒粒、调味料各适量。

做　法：

1. 将鸡腿洗净、剁块，放入沸水中汆烫，去除血水。

2. 黑豆淘洗干净，与鸡腿、巴戟天、胡椒粒一起放入锅中，加水至盖过所有材料。

3. 用大火煮开，再转成小火继续炖煮约 40 分钟左右。快熟时，加入调味料即成。

功　效：补肾阳、强筋骨。适宜肾虚引起的阳痿、遗精、腰膝酸软、畏寒肢冷的患者食用。

◆ **黑豆桂圆汤**

主　料：黑豆、红枣各 50 克，桂圆 15 克。

调　料：白糖适量。

做　法：

1. 红枣洗净，切开去除枣核。

2. 黑豆洗净，泡发备用。

3. 将黑豆与红枣、桂圆一起，加水 1000 毫升煮。水开后，以小火煮 30 分钟。然后用滤网滤出汤汁，加入白糖当茶饮，其余剩料可留待以后再用。

功　效：补阴利水、消肿解毒。对治疗肾虚有着不俗的功效。

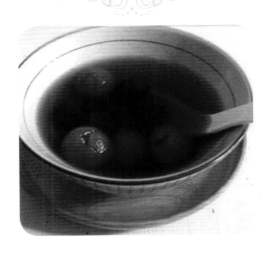

黑米

改善肾阴亏虚的"米中王"

别 名	乌米。
性味归经	味甘,性平;归脾、胃经。
建议食用量	每餐约50克。

营养成分

蛋白质、碳水化合物、B族维生素、维生素E、钙、磷、钾、镁、铁、锌等。

保健原理

中医认为,黑米性平、味甘,具有滋阴补肾、益气活血、暖肝明目、滑涩补精的功效,是补肾的最佳食材。对男性保健有很大的益处,尤其适合肾阴亏虚的男性患者食用。

食用疗效

黑米所含锰、锌、镁等矿物质和B族维生素比大米多,更含有大米所缺乏的花青素等植物化学成分,因而黑米比普通大米更具营养。多食黑米对于少年白发、病后体虚以及贫血、肾虚均有很好的补养作用。

食用宜忌

黑米的外部有一坚韧的种皮包裹,不易煮烂,故黑米应先浸泡一夜后,用泡米的水再煮。黑米粥若不煮烂,不仅大多数营养素不能溶出,而且吃多了易引起消化不良,对消化功能较弱的儿童和老弱病者更是如此。因此,胃肠不好的人不要吃未煮烂的黑米。

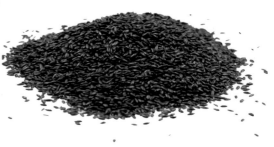

良方妙方

1. 须发早白、头昏目眩及贫血患者:黑米50克,黑豆20克,黑芝麻15克,核桃仁15克,共同熬粥加红糖调味食之。常食能乌发润肤美容,补脑益智,还能补血。

2. 气血亏虚:牛奶250毫升,黑米100克,白糖适量,做法:将黑米淘洗干净,加入适量水,放入锅中浸泡2~3小时,然后中火煮至粥快熟时,加入牛奶、白糖煮熟。每日2次,早晚空腹温热服食。具有益气、养血、生津、健脾胃的作用,适用于产后、病后以及老年人等气血亏虚、脾胃虚弱者服用。

养生食谱
||||||||||||||||||

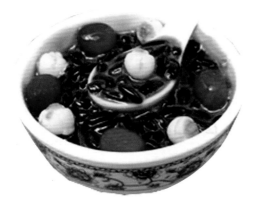

◆ 黑米莲子粥

主　料：黑米 100 克，莲子 20 克，红枣适量。

调　料：冰糖适量。

做　法：

将黑米、莲子泡上 3 ~ 4 小时，大枣洗净。然后一起放入锅中煮成粥。煮粥的时候一定先大火煮开，再小火慢慢熬熟，之后加入冰糖调味食用就可以了。

功　效：滋阴养心、补肾健脾。

◆ 黑米红枣粥

主　料：黑米 100 克，红枣（去核）30 克，枸杞子 5 克。

调　料：白糖适量。

做　法：

1. 黑米淘洗净；红枣、枸杞子分别洗净，泡软。

2. 高压锅中加入清水适量，放入黑米、红枣、枸杞子，以大火煮约 20 分钟离火；将高压锅降压后，开盖，再上火，煮沸。

3. 加入白糖煮至糖化开后即可。

功　效：滋阴补肾、健脾暖肝。

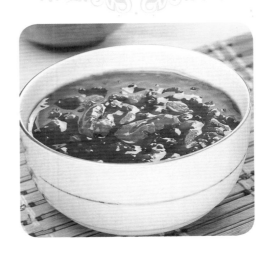

黄豆

●❀● 保护前列腺的佳品

别　　名	黄大豆、豉豆。
性味归经	味甘，性平；归脾、大肠经。
建议食用量	每天约40克。

营养成分

蛋白质、脂肪、钙、磷、铁、硫胺素、核黄素、烟酸等。

保健原理

黄豆中含有植物性荷尔蒙，可预防前列腺炎。黄豆中含精氨酸量多，而精氨酸与生殖器官的发育和健全有密切关系，对不育症有明显疗效。

食用疗效

最近研究发现黄豆中所含的蛋白质可以软化因年老而变脆的血管，而且黄豆脂肪中所含的亚酸，具有清除沉积在血管壁上的胆固醇的效能。黄豆还能提供延缓机体老化的维生素和皂苷。黄豆中的钾元素，可减轻盐对人的危害，有预防高血压病的作用。近来专家又发现黄豆中含有"植物固醇"，和胆固醇的作用相似，可用来制造激素和细胞膜的成分。但是"植物固醇"不沉积于血管壁，在肠道中先于胆固醇而被吸收，所以对胆固醇的吸收起到阻碍作用。黄豆因铁、钙、磷含量高，对正在生长发育的少年儿童和易患骨质疏松的老年人以及缺铁性贫血患者，非常适宜食用。

饮食宝典

大豆可以加工豆腐、豆浆、腐竹等豆制品，还可以提炼大豆异黄酮。还可加工发酵豆制品包括腐乳、臭豆腐、豆瓣酱、酱油、豆豉、纳豆等。非发酵豆制品包括水豆腐、干豆腐、豆芽、卤制豆制品、油炸豆制品、熏制豆制品、炸卤豆制品、冷冻豆制品、干燥豆制品等。另外，豆粉则是代替肉类的高蛋白食物，可制成多种食品，包括婴儿食品。

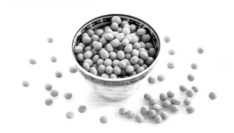

良方妙方

1. 甲状腺功能亢进：豆腐4块，鲫鱼1条（约500克），调味品适量，共炖服食。每天1次，连服。

2. 淋症：滑石粉与甘草粉为6:1（即六一散），冲入豆浆饮。

经典论述

《食疗本草》："益气润肌肤。"

养生食谱

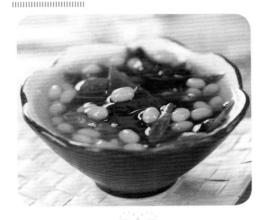

◆ 黄豆海带汤

主　料：海带 300 克。

辅　料：黄豆 50 克，小红辣椒 2 个。

调　料：盐 5 克，味精、胡椒粉各少许。

做　法：

1. 海带洗净，切小片；黄豆用水泡发（约 10 小时）；红辣椒去蒂、子，洗净，切节。

2. 锅置火上，倒入适量水烧开，放入黄豆煮至八成熟，加海带一同煮熟。再加入辣椒、调料煮至开锅即可。

功　效：滋补身体、补钙壮骨。

◆ 猪蹄黄豆粥

主　料：黄豆 80 克，大米 50 克，猪蹄 1 只（约 300 克）。

调　料：葱段、姜片各 5 克，大料、桂皮、料酒、盐、冰糖各适量。

做　法：

1. 黄豆与大米分别洗净，黄豆用清水浸泡约 4 小时；猪蹄洗净，切块，入沸水焯烫后洗去浮沫。

2. 把猪蹄与除盐以外的调料一同放入锅中，加水适量，大火烧开后转小火炖到猪蹄熟烂，捞出晾凉，去大骨后切成小块。

3. 锅内放入清水、黄豆大火煮开，转小火煮 20 分钟。放入大米煮开后再煮约 20 分钟，放入猪蹄块及汤汁、盐煮至米烂粥稠即可。

功　效：壮腰补膝、益气润肤。

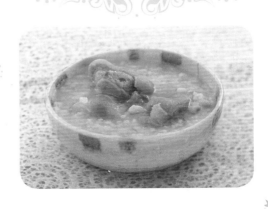

黑芝麻

❖ 理想的植物蛋白来源

别　　名 胡麻、脂麻、乌麻、黑油麻、乌芝麻、黑脂麻、巨胜子。

性味归经 味甘，性平；归肝、肾、大肠经。

建议食用量 每天 10 ～ 20 克。

营养成分

蛋白质、脂肪、钙、磷、铁、芝麻素、花生酸、芝麻酚、油酸、棕榈酸、硬脂酸、甾醇、卵磷脂、维生素 A、维生素 B、维生素 D、维生素 E 等。

保健原理

《神农本草经》说，黑芝麻主治"伤中虚羸，补五内、益气力，长肌肉，填精益髓"。黑芝麻含有大量的脂肪和蛋白质，芝麻蛋白是完全蛋白，蛋氨酸和色氨酸等含量比其他植物蛋白质高，易被人体吸收利用，是男性健身必备的佳品。

食用疗效

黑芝麻中含有丰富的不饱和脂肪酸，能促进红血细胞的生长，保护肝、胃，同时还能补充人体所需要的钙质，可降血压。

黑芝麻的保健原理，一方面是因为含有优质蛋白质和丰富的矿物质；另一方面是因为含有丰富的不饱和脂肪酸、维生素 E 和珍贵的芝麻素及黑色素。

芝麻油是植物油中的佼佼者，芝麻所含的脂肪酸 85% ～ 90% 为不饱和脂肪酸，易被人体吸收。芝麻中维生素 E 含量丰富，而维生素 E 可增强细胞的抗氧化作用，保护人体，延缓衰老。

食用宜忌

芝麻仁外面有一层稍硬的膜，把它碾碎才能使人体吸收其中的营养，所以整粒的芝麻应加工后再吃。炒制芝麻时注意控制火候，切忌炒糊。

患有慢性肠炎、便溏腹泻者忌食；男子阳痿、遗精者忌食。

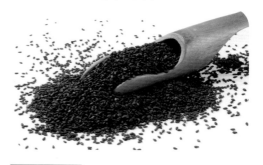

良方妙方

慢性腰痛：黑芝麻 30 克，核桃仁 30 克，洗净泡入 500 克白酒中，密封半个月后，每日饮 2 次，每次 15 克。

经典论述

《抱朴子》："耐风湿，补衰老。"

养生食谱

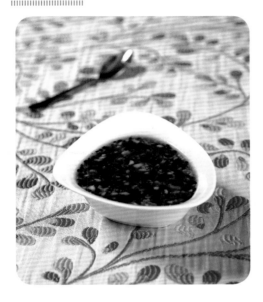

◆ 黑芝麻糊粥

主　料：黑芝麻 20 克，粳米 20 克，蜂蜜适量。

做　法：

1. 先将黑芝麻晒干后炒熟研碎。

2. 将粳米加适量的清水入锅煮粥，煮至八成熟时加入炒熟的黑芝麻和蜂蜜，搅拌均匀后煮熟即成。

功　效：补肝肾、润五脏。适用于肾气亏虚型射精无力。

◆ 蜂蜜黑芝麻酪

主　料：黑芝麻 50 克，蜂蜜 20 克，花生碎 30 克。

辅　料：淀粉 10 克。

做　法：

1. 黑芝麻放入打碎机打成茸备用。

2. 锅上火，放入水 300 克，加入黑芝麻茸、蜂蜜、花生碎，小火熬 2 分钟，下入水淀粉勾芡即可。

功　效：益肝、补肾、养血润燥。

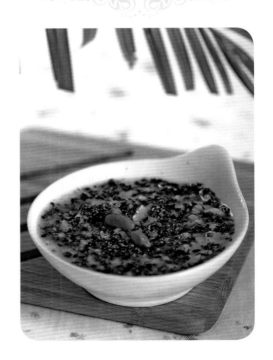

花生米

❧ 富含锌，有益前列腺

别　　名	落花生、番豆、落地松、地果、长寿果。
性味归经	味甘，性平；归脾、肺经。
建议食用量	每餐 80 ～ 100 克。

营养成分

蛋白质、脂肪、糖类、氨基酸、不饱和脂肪酸、卵磷脂、胆碱、胡萝卜素、粗纤维、维生素 A、维生素 B_6、维生素 E、维生素 K，硫胺素、核黄素、亚油酸、钙、磷、铁等。

保健原理

花生油中含有的亚油酸，可使人体内胆固醇分解为胆汁酸排出体外，避免胆固醇在体内沉积，减少因胆固醇在人体中超过正常值而引发多种心脑血管疾病的发生率。花生米富含锌，对男性前列腺大有益处。

食用疗效

花生中的维生素 K 有止血作用，对多种出血性疾病有良好的止血功效。花生纤维组织中的可溶性纤维被人体消化吸收时，会像海绵一样吸收液体和其他物质，然后随粪便排出体外，从而降低有害物质在体内的积存及其毒性作用，减少肠癌发生的几率。花生所含的油脂成分花生四烯酸能增强胰岛素的敏感性，有利于降低血糖。花生含糖量少，适合二型糖尿病患者食用，也能有效预防糖尿病并发症的发病率。

食用宜忌

宜食：花生一般人群均可食用。尤其适宜高血压、高血脂、冠心病、动脉硬化、营养不良、食欲缺乏、咳嗽患者食用。

忌食：花生含油脂多，消化时会消耗较多的胆汁，因此胆病患者不宜食用。花生过敏者忌食。

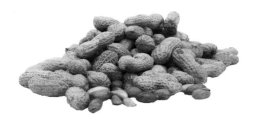

良方妙方

1. 慢性肾炎：花生米（连皮）、红枣各 60 克，煎汤代茶饮，食花生米和枣，连服 1 周。

2. 高血压：用醋浸花生仁 7 日以上，每晚服 7 ～ 10 粒；或鲜花生叶煎水代茶饮。

经典论述

《现代实用中药》："治脚气及妇人乳汁缺乏。"

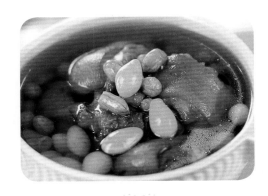

◆ 双仁猪手汤

主　料：猪手 500 克。

辅　料：花生仁 50 克，银杏 20 克。

调　料：葱段 15 克，姜片 10 克，大蒜 4 瓣，盐 5 克，酱油、料酒各 15 克，食用油适量。

做　法：

1. 猪手洗净，剁成小块，余水备用；花生仁洗净，泡在盐水中，浸泡 2 小时；银杏去皮。

2. 锅置火上，倒食用油烧热，炒香葱段、姜片、蒜瓣，下猪手炒至略带焦黄色。烹料酒，倒入适量开水煮开后加酱油，转小火煮 1 小时。翻动一下，再下入花生仁、银杏、盐小火炖 30 分钟左右至猪手软烂即可。

功　效：消食健脾、美容瘦身。

◆ 花生牛奶粥

主　料：大米 100 克，去皮花生仁 50 克，牛奶 200 克。

调　料：白糖 10 克。

做　法：

1. 大米洗净，用清水浸泡半小时；花生仁洗净，用清水浸泡 2 小时。

2. 锅置火上，倒入适量清水，放入大米、花生仁，大火煮沸后改成小火熬煮。

3. 大米、花生粥烂熟，放入白糖、牛奶煮匀即可。

功　效：益气养血。

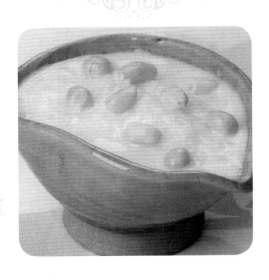

第三节　健康蔬菜

韭菜

·❖· 预防前列腺炎

别　　　名　草钟乳、壮阳草。

性 味 归 经　味甘、辛、咸，性温；
归肝、胃、肾经。

建议食用量　每次 50 ～ 100 克。

营养成分

膳食纤维素、挥发性精油、含硫化合物、胡萝卜素、维生素 C、蛋白质、脂肪、糖类、磷、钙、铁、维生素 B_1、维生素 B_3、维生素 PP 等。

保健原理

中医认为韭菜有温补肝肾、助阳固精的作用。在药典上，有"起阳草"之名。韭菜籽有固精、助阳、补肾、治带、暖腰膝等作用，适用于阳痿、遗精、多尿等疾患。

食用疗效

韭菜色、香、味俱佳，历来受到我国人民的喜爱。在马王堆汉墓出土的医简中，就提到韭菜具有延年益寿的功效。现代医学研究证明，韭菜中含有丰富的纤维素，能增强肠胃蠕动，对预防肠癌有积极作用。而且韭菜中含有的挥发性精油及含硫化合物还具有降低血脂的作用。因此，食用韭菜对高血脂及冠心病患者颇有好处。

食用宜忌

宜食：适宜便秘、产后乳汁不足、寒性体质等人群。

忌食：性欲亢进、患有热性病者。

韭菜忌蜂蜜，韭菜含有丰富的维生素 C，容易被蜂蜜中的矿物质铜、铁等离子氧化而破坏。

良方妙方

遗精：韭菜、鲜虾仁各 150 ～ 200 克，生地黄 20 克，共放锅内炒熟后佐膳、喝酒。每天 1 次。10 ～ 15 天为 1 疗程。

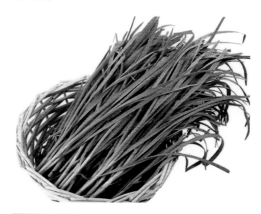

经典论述

《本经逢原》："韭，昔人言治噎膈，唯死血在胃者宜之。若胃虚而噎，勿用，恐致呕吐也。"

养生食谱

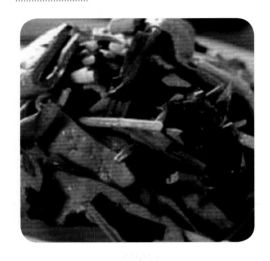

◆ 韭菜炒羊肝

主　料：韭菜 150 克，羊肝 120 克。

调　料：植物油、姜丝、黄酒、盐、食用油各适量。

做　法：

1. 韭菜洗净，切成 3 厘米长的段；羊肝洗净、切成薄片。

2. 锅加热下油，烧至八成熟后，先下姜丝爆香，再下羊肝片和黄酒炒匀，最后放韭菜和盐，急炒至熟。

功　效：温肾固精、补虚壮阳。适用于男子阳痿、遗精、盗汗等症。

◆ 韭菜粥

主　料：新鲜韭菜 30~60 克，小米 80 克。

做　法：

1. 将韭菜择洗干净，切成碎末；

2. 把小米淘洗干净，放到砂锅里，加适量的水，大火煮沸后，用小火煮 30 分钟。小米熟烂后，添加韭菜碎末，拌匀，再用小火煨煮至沸即可。

功　效：温补肾阳、行气理血、止汗固涩。适用于肾阳虚型遗精、自汗等症。

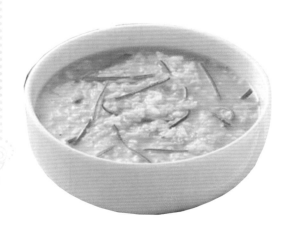

番茄

·⟶ 男性病的"保护网"

别　　　名	西红柿、洋柿子。
性味归经	味甘、酸，性微寒；归心、肺、胃经。
建议食用量	每天吃 2 ~ 3 个。

营养成分

蛋白质、脂肪、葡萄糖、蔗糖、维生素 B_1、维生素 B_2、维生素 C、番茄红素、纤维素和磷、钙、铁、锌等。

保健原理

番茄含有丰富的番茄红素，可清除前列腺中的自由基，保护前列腺。番茄红素还可以提高男性的生育能力，因为它对提高男性精子的质量有着重要作用。健康的男性每天食用少量番茄，就能满足身体对番茄红素的需要。

食用疗效

番茄含有丰富的维生素、矿物质、碳水化合物、有机酸及少量的蛋白质，有利尿、抑制多种细菌的作用。番茄中含有的维生素可以保护血管，治疗高血压，还有推迟细胞衰老、增加人体抗癌能力的作用。番茄中的胡萝卜素可维持皮肤弹性，促进骨骼钙化，防治儿童佝偻病、夜盲症和眼睛干燥症。西红柿中富含番茄碱、谷胱甘肽、红浆果素、葫芦巴碱等成分，能有效降低血糖。西红柿所含的脂肪、糖分热量都很低，适合糖尿病患者及肥胖者食用。

食用宜忌

不要吃不成熟的番茄，因为青色的番茄含有大量有毒的番茄碱。尤其是孕妇食用后，会出现恶心、呕吐、全身乏力等中毒症状，对胎儿发育有害。

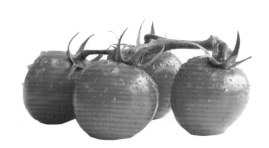

良方妙方

1. 高血压：每日清晨空腹吃西红柿 1 ~ 2 个。

2. 热病口渴：凉拌西红柿或直接食用。

3. 增肥：西红柿榨取汁，加白糖适量，常服。每日 1 次，睡前饮。

经典论述

《陆川本草》："生津止渴，健胃消食。治口渴，食欲不振。"

养生食谱

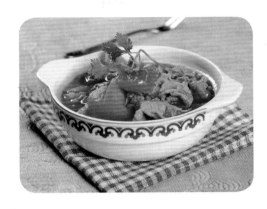

◆ 番茄豆花小肥羊

主　料：小肥羊片 250 克，番茄 100 克，嫩豆腐 150 克。

调　料：葱姜 10 克，番茄沙司 25 克，盐 4 克，鸡粉 3 克，糖、胡椒粉各 2 克，食用油适量。

做　法：

1. 番茄改刀成滚刀块，嫩豆腐用勺挖成块。

2. 将嫩豆腐焯水放入汤碗中，小肥羊肉放入开水中烫一下放在豆腐上。

3. 锅内放入少许油，煸香葱、姜，放入番茄沙司和番茄块，煸炒出红油，加酱油、鸡汤、盐、糖、胡椒粉、鸡粉调好味淋入碗中即可。

功　效：补气滋阴、暖中补虚。

◆ 番茄粥

主　料：大米、番茄各 100 克。

调　料：白糖 15 克，糖桂花少许。

做　法：

1. 大米用清水浸泡发好；番茄去蒂，用清水洗净，再用开水略烫一下，捞入清水中，撕去外皮，一剖为二，切成片。

2. 锅中倒入适量清水、大米，以大火煮沸改小火煮熟，加番茄片和白糖煮入味。

3. 粥成调入糖桂花即可。

功　效：清热凉血、生津止渴。

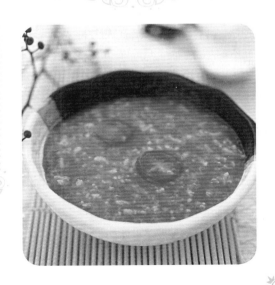

胡萝卜

壮阳暖下能防癌

别　　名	红萝卜、黄萝卜、金笋、丁香萝卜、药萝卜。
性味归经	味甘，性平；归肺、脾、肝经。
建议食用量	每次 100 ～ 200 克。

营养成分

糖类、蛋白质、脂肪、挥发油、胡萝卜素、维生素 A、维生素 B_1、维生素 B_2、花青素、钙、铁、磷、槲皮素、木质素、干扰素诱生剂等。

保健原理

胡萝卜中有丰富的类胡萝卜素，其中最著名的两种：β – 胡萝卜素和茄红素。长期以来被认为是通过氧化应激减少对细胞的损伤和癌症风险的重要元素。

食用疗效

胡萝卜中含有丰富的胡萝卜素，可以起到清除人体中血液和肠道的自由基，达到防治心脑血管疾病的作用，因此对于冠心病、高血压患者来说，日常常吃胡萝卜，可以起到保护心脑血管的作用。胡萝卜有补肝明目的作用，可治疗夜盲症。胡萝卜素摄入人体消化器官后，可以转化为维生素 A，是骨骼正常生长发育的必需物质，可助于细胞增殖与生长，促进婴幼儿的生长发育。胡萝卜中的木质素能提高人体免疫机制。

良方妙方

1. 肾炎水肿：胡萝卜叶 400 克，冬瓜皮 200 克。共水煎烂熟，加白糖适量，一起食下，每日 1 次，连用 6 ～ 7 天。主治肾炎水肿及女子经前水肿。

2. 高血压：鲜胡萝卜洗净切块，同粳米煮粥吃。每天 1 次，可常食。

3. 夜盲症：胡萝卜洗净切片蒸熟，不限量，任意食用。

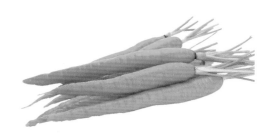

经典论述

1.《本草求真》："胡萝卜，因味辛则散，味甘则和，质重则降，故能宽中下气，而使肠胃之邪，与之俱去也。"

2.《医林纂要》："胡萝卜，甘补辛润，故壮阳暖下，功用似蛇床子。"

3.《饮食辨》："熟能下气补中，利胸膈。今唯用盐腌，生食质硬难化，患者不宜。"

养生食谱

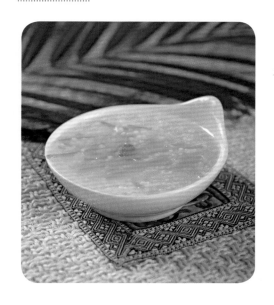

◆ 萝须枣豆粥

主　料： 胡萝卜 100 克，玉米须 30 克，红枣 40 克，黑豆 50 克，大米 80 克。

做　法：

1. 胡萝卜洗净切成小块；红枣洗净；黑豆泡洗干净；大米淘洗干净。

2. 玉米须放入锅内，加适量水煮沸。半小时后，捞出玉米须不用，然后放入黑豆煮 30 分钟。再放入大米、红枣煮 20 分钟，下入胡萝卜煮至百烂即可。

功　效： 健脾养肝、利湿退黄。

◆ 胡萝卜小米粥

主　料： 小米 100 克，胡萝卜 100 克，矿泉水适量。

做　法：

1. 小米洗净，胡萝卜去皮切丝。

2. 把水烧开加入小米和胡萝卜丝同煮 15 分钟，小米软糯即可。

功　效： 益脾开胃、补虚明目。

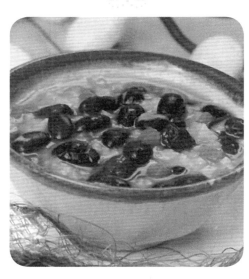

芹菜

男性的食疗佳品

别 名	旱芹、药芹、香芹、蒲芹。
性味归经	味甘、辛，性凉；归肺、胃、肝经。
建议食用量	每餐50克。

营养成分

膳食纤维素、多类维生素、蛋白质、脂肪、糖类和磷、钙、铁和芫荽苷、挥发油、甘露醇、肌醇等。

保健原理

芹菜含有锌元素，能促进人的性兴奋，是一种性功能食品，西方称之为"夫妻菜"。常吃芹菜能减少男性精子的数量，可能对避孕有所帮助。

食用疗效

芹菜除含有丰富的蛋白质、脂肪、碳水化合物外，还含有钙、磷、铁等微量元素以及丰富的维生素。芹菜中含有的芹菜碱，具有降压安神的作用。医学研究发现，芹菜中含有芫荽碱、甘露醇等物质，有强烈的芳香及辛味，能提神健脑、润肺止咳、醒胃健脾、增进食欲。由于芹菜富含铁、钙等矿物质，故孕妇、缺铁性贫血及肝病患者常食大有裨益。

食用宜忌

宜：特别适合高血压和动脉硬化的患者。

忌：高血糖、缺铁性贫血患者、经期妇女、成年男性脾胃虚寒者慎食；血压偏低者慎用。

良方妙方

1. 高血压：生芹菜去根洗净，捣绞汁，混以等量蜂蜜，每日服3次，每次40毫升；或芹菜汁加糖少许，每日当茶饮。

2. 慢性肝炎：鲜芹菜100克，萝卜100克，鲜车前草30克，以上3物洗净共捣烂取汁，加蜂蜜适量炖沸后温服，每日1次。

3. 失眠：芹菜根60克，水煎服。

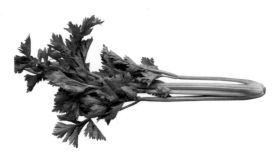

经典论述

1.《本草纲目》："旱芹，其性滑利。"

2.《食鉴本草》："和醋食损齿，赤色者害人。"

3.《本草推陈》："治肝阳头痛，面红目赤，头重脚轻，步行飘摇等症。"

养生食谱

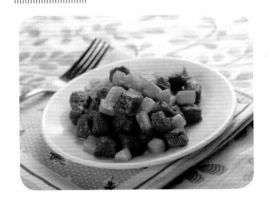

◆ 芹菜炒猪肝

主　料：猪肝 300 克，芹菜 100 克，木耳 50 克。

调　料：蛋清 5 克，色拉油 300 克，葱、姜、料酒、米醋、盐、生抽、老抽、胡椒粉、白糖、淀粉各适量。

做　法：

1. 猪肝切成小块加盐、味精、料酒、蛋清、淀粉腌制上浆；芹菜洗净切成段焯水。

2. 锅内放色拉油烧热，下猪肝滑熟捞出控去油。

3. 锅内放少许色拉油，煸香葱、姜，放入猪肝和芹菜，烹料酒、生抽、老抽、盐、糖，翻炒均匀，烹米醋出锅装盘。

功　效：平肝清热、养血益智。

◆ 芹菜粥

主　料：大米 100 克，芹菜 60 克。

调　料：姜末、盐各适量。

做　法：

1. 大米淘洗净；芹菜择洗净，去叶留梗，切丁。

2. 大米与适量清水一同放入锅中，以大火煮沸，再转用小火熬煮至米粒将熟时，放入芹菜丁，再继续煮至米粒开花。

3. 粥成时加入适量的盐和姜末调味即可。

功　效：镇静安神、平肝降压、清热解毒。尤适合肝郁化火型性欲亢进者。

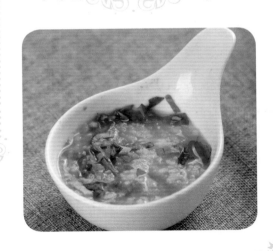

洋葱

含前列腺素 A 的"菜中皇后"

别　　名	洋葱头、玉葱、圆葱、球葱、葱头。
性味归经	性温，味甘，微辛；归肝、脾、胃、肺经。
建议食用量	每餐 50 ~ 100 克。

营养成分

蛋白质、粗纤维、糖类、维生素 A、维生素 B、维生素 C、磷、钙、铁、多类氨基酸与咖啡酸、柠檬酸、槲皮酸、苹果酸等。

保健原理

洋葱是所知唯一含前列腺素 A 的蔬菜。前列腺素 A 能扩张血管、降低血液黏度，因而会产生降血压、增加冠状动脉的血流量，预防血栓形成的作用，还能增强男性精子的活力。

食用疗效

洋葱富含的槲皮素，能抑制致癌细胞活性，阻止癌细胞生长。据调查报告显示，常吃洋葱比不吃的人患胃癌的概率少 25%，因胃癌致死者少30%。

洋葱中含有的大蒜素等，有很强的杀菌能力，可抵御感冒。这种植物杀菌素经由呼吸道、泌尿道、汗腺排出时，能刺激这些位置的细胞管道壁分泌，所以又有祛痰、利尿、发汗以及抑菌防腐等作用。

食用宜忌

洋葱不可过量食用，因为它易产生挥发性气体，过量食用会导致胀气和排气过多，给人造成不快。

温馨贴士

根据皮色，洋葱可分为白皮、黄皮和紫皮三种。从营养价值的角度评估，紫皮洋葱的营养更好一些。这是因为紫皮洋葱相对于其他两个品种的洋葱味道更辛辣，这就意味着含有更多的蒜素。此外，紫皮洋葱的紫皮部分含有更多的槲皮素。

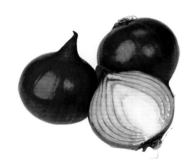

良方妙方

1. 糖尿病：洋葱洗净，用开水泡后，加适量酱油调味，当菜佐餐用，疗程不限。

2. 肠炎、便秘、痔疮：将洋葱加工成葱汁，每日三餐饭前服用一汤匙。

养生食谱
||||||||||||||||||||||

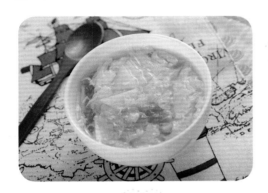

◆ **西红柿洋葱鸡蛋汤**

主　料：西红柿、洋葱各50 克，鸡蛋 1 个。

调　料：海带清汤、盐、白糖、酱油各适量。

做　法：

1.将西红柿洗净，焯烫后去皮，切块；洋葱洗净，切碎；鸡蛋打散，搅拌均匀。

2.锅置火上，放入海带清汤，大火煮沸后加入洋葱、酱油，转中火再次煮沸后，加入西红柿，转小火煮 2 分钟。

3.加入蛋液，搅拌均匀加盐、白糖调味即可。

功　效：健胃消食、降脂降压，防止血栓的发生。

◆ **洋葱煎蛋饼**

主　料：鸡蛋 150 克，洋葱（白皮）50 克，青椒 15 克，红椒 15 克。

调　料：黄油 25 克，精盐2 克，胡椒粉 2 克，植物油100 克。

做　法：

1.青椒、红椒、洋葱均洗净，切丝。

2.将蛋清搅打至浓厚，加入蛋黄拌匀。

3.煎盘内加植物油 50 克，高火 4 分钟，倒入青椒、红椒、洋葱爆香，加入精盐、胡椒粉拌匀，备用。

4.圆形盘中加植物油 50 克，高火 5 分钟。倒入蛋汁，煎成一块厚蛋皮，将步骤 3 备用食材加入再加黄油，高火半分钟即可。

功　效：增进食欲、促进消化。

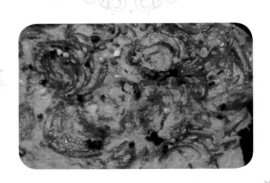

香菇

健胃益气护肝脏

别　　　名	香蕈、香信、厚菇、花菇、冬菇。
性味归经	味甘，性平；归脾、胃经。
建议食用量	每餐约50克。

营养成分

蛋白质、脂肪、碳水化合物、叶酸、膳食纤维、核黄素、烟酸、维生素C、钙、磷、钾、钠、镁、铁等。

保健原理

香菇营养丰富，含大量维生素、亚麻油及蛋白质等。其中有一种抗病毒物质，被称为蘑菇核糖核酸，可刺激机体产生干扰素。经常饮酒又不胜酒力者，多吃香菇对肝脏具有较好的保护作用。

食用疗效

香菇的维生素含量比西红柿、胡萝卜还高，并含有多达18种氨基酸，尤以赖氨酸和精氨酸的含量最丰富，是人体补充氨基酸的首选食品。香菇中含丰富的维生素D原，这种物质进入人体后，经日光照射可转变成为维生素D，所以香菇是补充维生素D的重要食品，经常食用香菇可预防小儿因缺钙引起的佝偻病、孕妇及产妇的骨质软化症等。同时食用香菇还有助于增强人体免疫力。

食用宜忌

宜食：适合贫血者、抵抗力低下者和高血脂、高血压、动脉硬化、糖尿病、癌症、肾炎患者食用。健康人亦可经常选用。

忌食：香菇为动风食物，顽固性皮肤瘙痒症患者忌食；脾胃寒湿气滞或皮肤瘙痒病患者忌食。

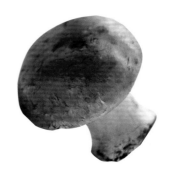

良方妙方

1. 冠心病：香菇50克，大枣7～8枚，共煮汤食。

2. 痔疮出血：香菇焙干研末，每次3克，温开水送下，日2次。

经典论述

1.《本草求真》："香蕈味甘性平，大能益胃助食，及理小便不禁。"

2.《医林纂要》："可托痘毒。"

3.《现代实用中药》："为补偿维生素D的要剂，预防佝偻病，并治贫血。"

养生食谱

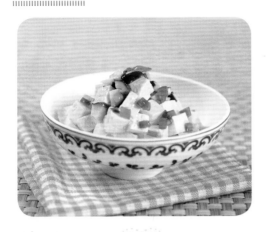

◆ 冬菇烧白菜

主　料： 白菜 200 克，冬菇 30 克。

调　料： 盐、植物油、葱、姜、高汤各适量。

做　法：

1.冬菇用温水泡发，去蒂，洗净，切块；白菜洗净，切成段；葱、姜分别洗净，切成末。

2.锅置火上，放适量植物油烧热后，下葱末、姜末爆香，再放入白菜段炒至半熟后，放入冬菇和高汤，转中火炖至软烂，加盐调味即可。

功　效： 补益肠胃、止咳化痰、防癌抗癌。

◆ 香菇豆腐

主　料： 香菇 150 克。

辅　料： 豆腐 150 克，清汤 100 克，葱 5 克，姜 5 克。

调　料： 盐 2 克，香油 3 克，鸡粉 2 克，胡椒粉适量。

做　法：

1.将鲜香菇洗净去根，加葱、姜、清汤煮熟捞出切成粒备用。

2.豆腐切成方块加盐、鸡粉、清汤煨入味。

3.香菇粒加盐、鸡粉、胡椒粉、香油调好味撒在豆腐上即可。

功　效： 降低胆固醇，宽中益气、清热散血。

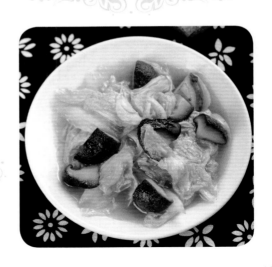

茭白

祛热生津又补虚

别　　　名	菰菜、茭瓜、茭笋。
性味归经	味甘，性寒；归肝、脾、肺经。
建议食用量	内服：煎汤，30～60克。

营养成分

蛋白质、脂肪、糖类、维生素 B_1、维生素 B_2、维生素 E、微量胡萝卜素和矿物质等。

保健原理

茭白具有利尿止渴、解酒毒、补虚健体、退黄疸、减肥美容的功效，可辅助治疗急、慢性肾炎引起的四肢水肿小便不利等。

食用疗效

茭白主治暑湿腹痛、中焦痼热、烦渴、二便不利以及酒毒、乳少等症。秋季食用尤为适宜，可清热通便，还能解除酒毒，治酒醉不醒。茭白含较多的碳水化合物、蛋白质、脂肪等，能补充人体的营养物质，具有健壮肌体的作用。茭白能退黄疸，对于黄疸型肝炎患者有益。

食用宜忌

宜食：阴虚内热，便秘溲赤、咽干等热病患者。

忌食：脾胃虚冷作泻者忌食。

良方妙方

高血压、大便秘结、心胸烦热：茭白30～60克，旱芹菜30克。水煎服。

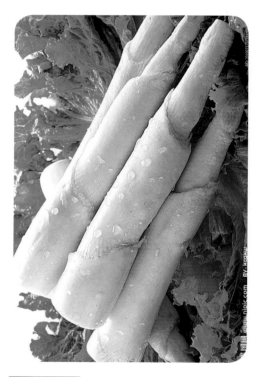

经典论述

1.《食疗本草》："利五脏邪气，酒皶面赤，白癞，疬疡，目赤，热毒风气，卒心痛，可盐、醋煮食之。"

2.《本草拾遗》："去烦热，止渴，除目黄，利大小便，止热痢，解酒毒。"

养生食谱

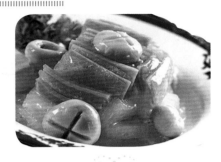

◆ 口蘑烧茭白

主　料: 干口蘑 20 克,茭白 500 克。

调　料: 精盐 3 克,黄酒 5 克,生姜片 5 克,素鲜汤 750 克,湿淀粉 10 克,香油 5 克,植物油、味精、白糖各适量。

做　法:

1. 茭白切成均匀的条;干口蘑用温水泡软后洗净,切片;葱切段,姜切片。

2. 锅中加植物油大火烧热,至五成热时下入茭白条滑透,起锅倒入漏勺中控油。

3. 锅底留少许植物油,下入葱段、姜片,炸至呈金黄色时烹入鸡清汤,加入料酒、精盐、白糖煮。锅开后下入口蘑片、茭白条、味精烧透,用水淀粉勾芡,淋香油,起锅装盘即可。

功　效: 清热除烦、滋阴润燥、通利肠胃。

◆ 茭白炒鸡蛋

主　料: 鸡蛋 50 克,茭白 100 克。

调　料: 熟猪油 10 克,精盐、味精、葱花、高汤各适量。

做　法:

1. 将茭白去皮,洗净,切成丝。

2. 鸡蛋磕入碗内,加入精盐调匀。将熟猪油放入锅中烧热,葱花爆锅,放入茭白丝翻炒几下,加入精盐及高汤,炒干汤汁,待熟后盛入盘内。

3. 另起锅放入熟猪油烧热,倒入鸡蛋液,同时将炒过的茭白放入一同炒拌。鸡蛋熟后点入味精装盘即可。

功　效: 解热毒、除烦渴、利小便。

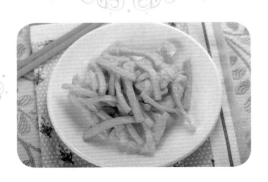

黑木耳

营养丰富的"素中之王"

别　　名 木耳、云耳、桑耳、松耳、中国黑真菌。

性味归经 味甘，性平；归胃、大肠经。

建议食用量 干木耳每餐约5克，泡发木耳每餐约50克。

营养成分

蛋白质、脂肪、碳水化合物、粗纤维、维生素 B_1、维生素 B_2、烟酸、钙、磷、铁等。

保健原理

黑木耳被誉为"素中之荤"和"素中之王"，久服能和血养荣，润肺补脑，益气强志。现代医学研究发现，黑木耳中含有一种抗凝血作用的物质，对冠心病、心脑血管病患者颇为有益，适合作为男性日常保健食物。

食用疗效

黑木耳中所含的多糖成分具有调节血糖、降低血糖的功效。黑木耳含有丰富的钾，是优质的高钾食物，对糖尿病合并高血压患者有很好的食疗作用。

常吃黑木耳能养血驻颜，令人肌肤红润，并可防治缺铁性贫血；黑木耳中的胶质可把残留在人体消化道内的杂质吸附集中起来排出体外，从而起到清胃涤肠的作用；黑木耳还含有抗肿瘤活性物质，能增强人体免疫力。

食用宜忌

鲜黑木耳含有一种叫卟啉的光感物质，人食用未经处理的鲜黑木耳后经太阳照射可引起皮肤瘙痒、水肿，严重的可致皮肤坏死。干黑木耳是经暴晒处理的成品，在暴晒过程中会分解大部分卟啉，而在食用前，干黑木耳又经水浸泡，其中含有的剩余卟啉会溶于水，因而水发的干黑木耳可安全食用。

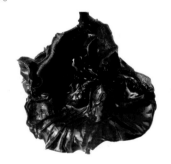

良方妙方

1. 糖尿病：黑木耳、扁豆各60克，共研成细面粉，每次服9克，每日2~3次。

2. 高血压：木耳3克，清水泡后蒸熟加冰糖，每天1次。

经典论述

《神农本草经》："盛气不饥，轻身强志。"

养生食谱

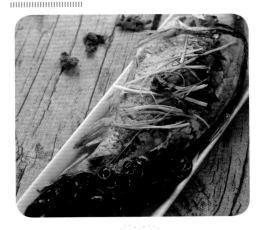

◆ 凉拌核桃黑木耳

主　料：黑木耳 150 克，核桃碎 50 克。

辅　料：红绿辣椒适量。

调　料：姜、蒜、调味料各适量。

做　法：

1. 黑木耳洗净撕小块，红绿辣椒切丝，姜蒜切末。

2. 黑木耳、红绿辣椒丝焯水，备用。

3. 核桃碎用小火炒香。

4. 碗中放入黑木耳、红绿辣椒丝、核桃碎和姜、蒜末，加入调味料拌匀。

功　效：凉血止血、补脑抗癌。

◆ 木耳清蒸鲫鱼

主　料：黑木耳 100 克，鲫鱼 300 克。

调　料：料酒、盐、白糖、姜、葱、植物油各适量。

做　法：

1. 将鲫鱼去鳃、内脏、鳞，冲洗干净；黑木耳泡发，去杂质，洗净，撕成小碎片。姜洗净，切成片；葱洗净，切成段。

2. 将鲫鱼放入大碗中，加入姜片、葱段、料酒、白糖、植物油、盐腌渍半小时。

3. 鲫鱼上放碎木耳，上蒸锅蒸 20 分钟即可。

功　效：温中补虚、健脾利水。

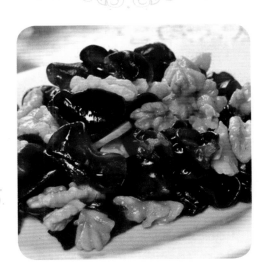

山药

·——》·补肾补虚益肾气

别　　　名	薯蓣、山芋、薯药、大薯、山薯。
性味归经	味甘，性平；归肺、脾、肾经。
建议食用量	每餐 100 ~ 250 克。

营养成分

粗蛋白质、粗纤维、淀粉、糖、钾、磷、钙、镁、灰分、铁、锌、铜、锰等。

保健原理

山药自古被视为物美价廉的补虚佳品；它性味甘平，质厚，滋补性强，既补气，又益阴。《本草纲目》中说山药有"补虚羸，除寒热、邪气，补中、益气力、长肌肉、强阳、益肾气、健脾胃、止泻痢"等功效。它补而不腻，不热不燥，常食山药对男人十分有益。

食用疗效

山药在我国各地均有出产，而以河南新乡古怀庆产的怀山药为最佳：质地坚实，粉足洁白。补而不腻，香而不燥。历代医家盛赞山药为"理虚之要药"。山药食用，烹可为肴，碾粉蒸可为糕，多做甜食；既可以切片煎汁当茶饮，又可以轧细煮粥喝。

饮食宝典

山药烹调的时间不要过长，因为久煮容易使山药中所含的淀粉酶遭到破坏，降低其健脾、助消化的功效。还可能同时破坏其他不耐热或不宜久煮的营养成分，造成营养素的流失。

良方妙方

1. 遗精、早泄：怀山药 20 克，猪肉末和粳米各适量，煮粥服食。滋阴润燥、补肝益血、补脾养胃、补肾涩精，可缓解遗精、早泄等症。

2. 热灼肾阴，相火偏旺，阳强难倒，不能射精：知母、黄柏各 9 克，生熟地各 15 克，山药、山茱萸各 12 克，牡丹皮、泽泻、云苓各 9 克，生甘草 6 克。水煎服，每日 1 剂。

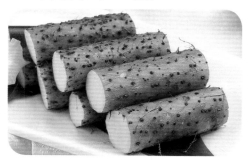

经典论述

1.《神农本草经》："味甘、温。主伤中补虚，除寒热邪气，补中益气力，长肌肉，久服耳目聪明。"

2.《食疗本草》："治头痛，助阴力。"

3.《日华子本草》："助五脏，强筋骨，长志安神，主泄精健忘。"

养生食谱

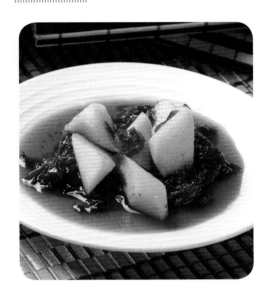

◆ 铁棍山药炖鹿肉

主 料：铁棍山药 100 克，鹿肉 350 克。

调 料：姜 10 克，清汤 700 克，盐 5 克，鸡精 3 克，糖 2 克，胡椒粉 1 克。

做 法：

1. 山药切厚片汆水，鹿肉切片汆水，姜切片待用。

2. 净锅上火，放入清汤、山药、鹿肉、姜片，大火烧开转小火炖 30 分钟后调味即成。

功 效：益气血、补虚赢、补肾益精。

◆ 蓝梅拌鲜山药

主 料：山药 200 克，蓝梅酱 50 克。

做 法：山药去皮飞水至熟，冷水冲凉，调蓝梅酱拌匀即可。

功 效：补气健脾。

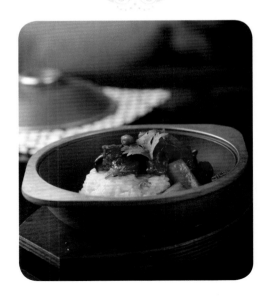

大蒜

抗菌高手

别　　　名	蒜头、大蒜头、胡蒜。
性味归经	味辛,性温;归脾、胃、肺经。
建议食用量	每餐 20 ~ 50 克。

营养成分

蛋白质、脂肪、碳、水化合物、挥发油、钙、磷、铁、维生素 C、硫胺素、核黄素、烟酸、蒜素、柠檬醛、硒、锗等微量元素。

保健原理

大蒜能刺激雄性激素分泌,可有效补充肾脏所需物质,改善因肾气不足而引发的浑身无力症状,并可促进精子的生成,使精子数量大增,并能增加精子数量。大蒜中所含的硒化铅具有抗氧化作用,对前列腺癌的预防有益,男性多食大蒜可建体强生。

食用疗效

大蒜中含有的挥发油内含大蒜素,现代医学研究证实,这是一种植物性广谱抗菌药。对痢疾杆菌、大肠杆菌、金黄色葡萄球菌等有较强的抑制作用。大蒜能减慢心率,增加心脏收缩力,扩张末梢血管,利尿,降低血压,高血压、高血脂、冠心病患者,常食大蒜是十分有利。大蒜还能激发人体吞噬细胞的吞噬作用,加强人体的免疫功能。若坚持长期生食大蒜,可降低胃内亚硝酸盐的含量,降低胃癌的发病率。大蒜素还可刺激胃液分泌,增强胃肠蠕动,增进食欲,促进消化与吸收功能。

食用宝典

发了芽的大蒜食疗效果甚微,腌制大蒜不宜时间过长,以免破坏有效成分。

大蒜中的辣素怕热,遇热后很快分解,其杀菌作用降低,因此,预防和治疗感染性疾病应该生食。

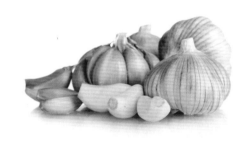

良方妙方

泄泻(慢性肠炎):大蒜 60 克,用火煨熟后顿服,每日一次,连服 7 天。

经典论述

《名医别录》:"散痈肿蟨疮,除风邪,杀毒气。"

养生食谱

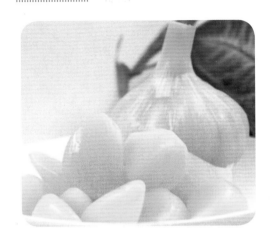

◆ 白糖蒜

主　料: 大蒜 1000 克,精盐、白糖各适量。

做　法:

1.将大蒜洗净后放入清水中浸泡 5 天,每天换 1 次水,以减少部分辣味。

2.将精盐、白糖放入开水中溶化晾凉。与大蒜一起装坛封口,每天摇动 1 次,每周开口通风 1 次,腌渍 2 个月后即可食用。

功　效: 除油腻、助消化。

◆ 鸡腰蒜仔烧甲鱼

主　料: 鸡腰 10 只,独头蒜 20 头,甲鱼 1 只约 600 克。

辅　料: 小油菜适量。

调　料: 生姜、大葱、花椒、白胡椒、盐、料酒、清汤、淀粉各适量。

做　法:

1.独头蒜去皮洗净;鸡腰洗净氽水;甲鱼宰杀、洗烫、去肠处理净;小油菜洗净焯水备用。

2.锅放清汤、鸡腰、甲鱼、大蒜、调料,旺火烧开后改用小火炖 1 小时,用湿淀粉勾芡收汁。

3.小油菜摆盘,放入炖好的鸡腰蒜子甲鱼即成。

功　效: 滋阴壮阳、益肾健体。

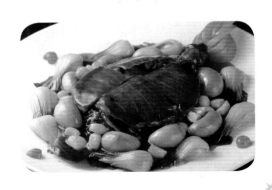

第四节 禽肉水产

鸭肉

滋阴利水补虚劳

别　　　名	家鸭肉、家凫肉。
性味归经	味甘、咸，性凉；归脾、胃、肺、肾经。
建议食用量	每餐约80克。

营养成分

蛋白质、脂肪、泛酸、碳水化合物、胆固醇、维生素A、硫胺素、核黄素、烟酸、维生素E、钙、磷、钾、钠、镁、铁、锌、硒、铜、锰等。

保健原理

鸭肉含有丰富的优质蛋白和不饱和脂肪酸，而且它的胆固醇含量很少，有助于防止人体衰老，不仅对心血管患者和老年人均有很好的食疗功效，还可固精壮阳。

食用疗效

鸭肉蛋白质的氨基酸组成与人体相似，利用率较高。鸭肉富含不饱和脂肪酸，易于消化，是高血压、高血脂患者的很好食物。鸭肉也是肉类中含维生素A和B族维生素较多的品种，其中内脏比肌肉含量更高，尤以肝脏最高。鸭肉还含有较多的铁、铜、锌等矿物质，其中鸭肝含铁最多。

食用宜忌

宜：适用于体内有热、上火的人食用；发低热、体质虚弱、食欲不振、大便干燥和水肿的人，食之更佳。同时适宜营养不良，产后病后体虚、盗汗、遗精、妇女月经少、咽干口渴者食用；适宜癌症及放疗化疗后、糖尿病、肝硬化腹水、肺结核、慢性肾炎浮肿等病患食用。

忌：素体虚寒、受凉引起的不思饮食、胃部冷痛、腹泻清稀、腰痛及寒性痛经以及肥胖、动脉硬化、慢性肠炎者应少食；感冒患者不宜食用。

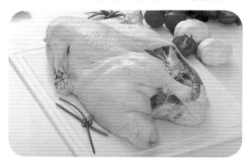

良方妙方

阳痿：洋鸭（旱鸭）250克，虾米15克，共煮汤食用，或用洋鸭250克清炖食用。

经典论述

《滇南本草》："老鸭同猪蹄煮食，补气而肥体。同鸡煮食，治血晕头痛。"

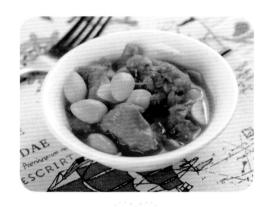

◆ **白果焖鸭**

主　料：白鸭1只，玉竹、银杏各50克，北沙参10克。

调　料：大料、葱、姜、酱油、料酒、盐、蜂蜜、冰糖、植物油各适量。

做　法：

1.将鸭子洗净，毛去净，内脏摘除冲净，里外抹匀蜂蜜，放入热油中炸成金黄色；玉竹、银杏、北沙参、大料、葱、姜、冰糖填入鸭膛内，将鸭子摆入大砂锅内，里外有料，是为了滋味煮透。

2.炒锅加入植物油烧热，放入葱、姜、大料、盐炒香，倒入酱油、料酒、水，烧开倒入砂锅，把砂锅放在火上焖煮90分钟即成。

功　效：补肾滋阴、利水消肿、定喘止咳。

◆ **芥菜鸭丝粥**

主　料：糯米100克，荠菜40克，鸭肉50克。

调　料：姜末少许，盐5克。

做　法：

1.糯米淘洗干净备用；荠菜洗净，切丝；鸭胸肉切丝，冲水备用。

2.锅置火上，加水、糯米煮开，转小火熬30分钟后加入鸭丝、荠菜丝、姜末、盐，再煮5分钟即可食用（可加枸杞子点缀）。

功　效：清热滋阴、利水消肿。

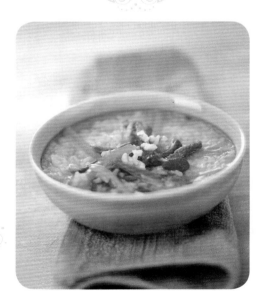

乌骨鸡

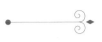

滋阴补肾的"黑宝贝"

别　　名	乌鸡、药鸡、武山鸡、羊毛鸡、绒毛鸡、松毛鸡、黑脚鸡。
性味归经	味甘，性平；归肝、肾、肺经。
用法用量	内服：煮食，适量；或入丸、散。

营养成分

蛋白质、脂肪、碳水化合物、硫胺素、核黄素、烟酸、维生素 E、钙、磷、钠、镁、硒、铜、钾、胆固醇等。

保健原理

乌鸡可治疗肝肾阴虚引起的失眠多梦、五心烦热、潮热盗汗、男子遗精早泄、须发早白等，提高生理功能，延缓衰老、强筋健骨。

食用疗效

乌鸡入肾经，具有温中益气、补肾填精、养血乌发、滋润肌肤的作用。凡虚劳羸瘦、面色无华、水肿消渴、产后血虚乳少者，可将之作为食疗滋补之品。

良方妙方

1. 遗精白浊，下元虚惫者：白果、莲肉、江米各 15 克，胡椒 3 克，为末。乌骨鸡 1 只，如常治净，装入鸡腹煮熟。空心食之。(《本草纲目》)

2. 阳痿：雄鸡肝 3 具，菟丝子 500 克，为末，雀卵和丸小豆大，每服 100 丸，酒送下，日 2 次。

3. 肾虚耳聋：乌雄鸡 1 只，治净，以无灰酒 3000 毫升煮熟，趁热食之，3 ~ 5 只效。(《本草纲目》)

经典论述

1.《本草再新》："平肝祛风，除烦热，益肾养阴。"

2.《滇南本草》："补中止渴。"

3.《本草纲目》："补虚劳羸弱，治消渴，中恶，益产妇，治女人崩中带下虚损诸病，大人小儿下痢噤口。"

4.《本草通玄》："补阴退热。"

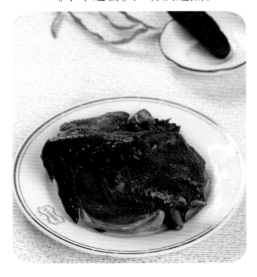

养生食谱

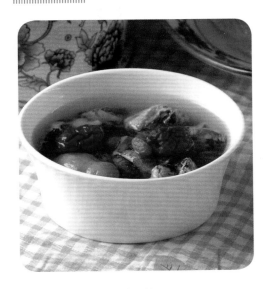

◆ 西洋参淮山炖乌鸡

主　料：西洋参 10 克，淮山药 20 克，乌鸡 1 只。

调　料：葱、姜适量。

做　法：

1.西洋参切片，淮山药用水泡软，乌鸡剁成块飞水。

2.把制好的原料一起放到盆里，加入清汤和适量的葱姜，上笼蒸至鸡肉软烂即可。

功　效：补气养阴、活血化瘀、养血补脾。

◆ 大枣炖乌鸡

主　料：大枣 8 枚，乌鸡 1 只，党参 30 克。

调　料：葱、姜、料酒、盐、味精、胡椒粉各适量。

做　法：大枣洗净，党参洗净切 3 厘米段，乌鸡洗净切块。将大枣、党参、乌鸡、葱、姜、料酒同入锅内烧开后，转用小火炖 30 分钟，放入盐、味精、胡椒粉即可。

功　效：益气生津、养血安神。

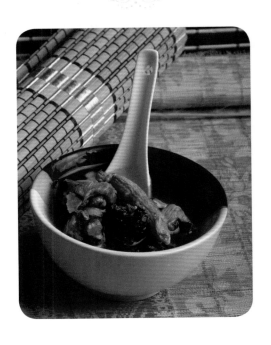

鹌鹑

滋补肝肾的"动物人参"

别 名	鹑、鷩、罗鹑、赤喉鹑、红面鹌鹑。
性味归经	味甘,性平;归大肠、心、肝、脾、肺、肾经。
用法用量	内服:煮食,1~2只。

营养成分

蛋白质、维生素 B_1、维生素 B_2、铁含量、卵磷脂等。

保健原理

鹌鹑可与补药之王人参相媲美,誉为动物人参,具有补五脏、益精血、温肾助阳的功效。男子经常食用鹌鹑,可增强性功能,并可增气力,壮筋骨。常食鹌鹑还能防治高血压及动脉硬化。

食用疗效

俗话说:"要吃飞禽,还数鹌鹑。"鹌鹑既有鲜美的味道,又有丰富的营养。它是典型的高蛋白、低脂肪、低胆固醇食物,特别适合中老年人以及心血管病、肥胖病患者食用。与公认的营养价值高的鸡蛋相比,鹌鹑蛋的营养价值更高:它的蛋白质含量比鸡蛋高30%,维生素 B_1 高20%,维生素 B_2 高83%,铁含量高46.1%,卵磷脂高5~6倍。所以鹌鹑蛋对于贫血、营养不良、神经衰弱、慢性肝炎、高血压、心脏病等均有补益作用。

适用人群

宜食:一般人都可食用。是老幼病弱者、高血压患者、肥胖症患者的上佳补品。

忌食:外感、痰热未清时不食。

注意事项

不可共猪肉食之,否则多生疮。

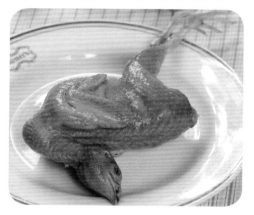

良方妙方

1. 肝肾阴虚,腰膝酸痛:鹌鹑一只,枸杞子30克,杜仲9克,水煮去药,食肉喝汤。(《补药与补品》)

2. 久咳:鹌鹑1只治净,加红糖、黄酒适量,煮熟食肉喝汤。

经典论述

《嘉祐本草》:"和小豆、生姜煮食,止泻痢。"

养生食谱
||||||||||||||||||||

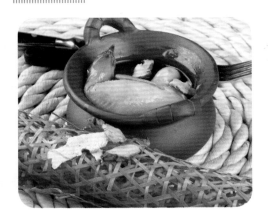

◆ **土茯苓炖鹌鹑**

主　料：鹌鹑 10 只。

辅　料：土茯苓 10 克，山药 50 克。

调　料：大料、葱、姜、大蒜各适量，料酒 35 克，色拉油适量。

做　法：

1.土茯苓洗净蒸 20 分钟，鹌鹑洗净备用，余水过油。

2.锅中加少许色拉油，放入大料、葱、姜、大蒜煸香，加入酱油、料酒、鹌鹑，加适量水，与山药、土茯苓一起，烧至软烂即可。

功　效：解毒除湿、健脾补肾、滋阴润燥。

◆ **鹌鹑枸杞粥**

主　料：大米 100 克，鹌鹑蛋 10 个。

辅　料：枸杞子、核桃仁各 15 克。

做　法：

1.将鹌鹑蛋煮熟去壳；枸杞子洗净，浸泡数分钟；核桃仁炒熟碾碎备用；大米淘洗干净。

2.锅中倒入适量水，放入大米煮开，转小火煮 20 分钟，放入鹌鹑蛋、枸杞子、核桃仁再煮 5～10 分钟至粥成即可。

功　效：滋阴补血、养心安神。

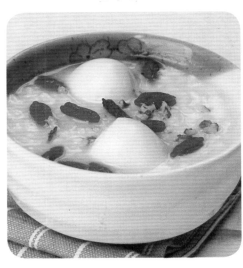

鸽肉

滋补益气增性欲

别　　名	白凤、家鸽、鹁鸽。
性味归经	味甘、咸，性平；归肝、肾经。
建议食用量	每餐约 80 ～ 100 克，鸽子蛋每天 2 个。

营养成分

蛋白质、脂肪、碳水化合物、钙、磷、铁、维生素、软骨素等多种成分。

保健原理

鸽肉具有补益肾气、增强性功能的作用，对男子性欲减退、阳痿、早泄、腰膝酸软等有食疗作用。此外，对贫血、体虚、心脑血管疾病也有一定的辅助疗效。

食用疗效

鸽子的骨内含有丰富的软骨素，可与鹿茸中的软骨素相媲美。经常食用，具有改善皮肤细胞活力、增强皮肤弹性、改善血液循环、红润面色等功效。鸽肉中还含有丰富的泛酸，对脱发、白发等有很好的疗效。乳鸽含有较多的支链氨基酸和精氨酸，可促进体内蛋白质的合成，加快创伤愈合。

鸽蛋含有优质的蛋白质、磷脂、铁、钙、维生素 A 等营养成分，亦有改善皮肤细胞活性、增加面部红润、改善血液循环、增加血色素等功效。

食用宝典

鸽肉鲜嫩味美，可炖、可烤、可炸、可做小吃等。清蒸或煲汤能最大限度地保存其营养成分。

鸽肉四季均可入馔，但以春天、夏初时的鸽肉最为肥美。欲健脑明目或进行病后和产后调补，可将乳鸽与参杞配伍，佐以葱、姜、糖、酒一起蒸熟食用。

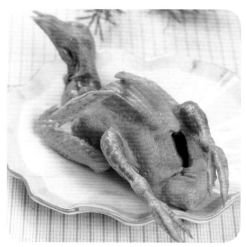

良方妙方

1. 补肾益气：鸽蛋、桂圆肉、枸杞，加冰糖蒸开水服。(《四川中药志》)

2. 老人体虚：白鸽 1 只，黄精 30 克，枸杞子 24 克，共煮熟食用。

经典论述

《食疗本草》："调精益气，治恶疮疥癣，风疮白癜，疬疡风，炒熟酒服。"

养生食谱

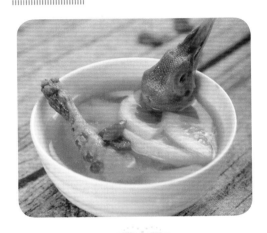

◆ 人参气锅乳鸽

主　料：人参1根，薏米20克，淮山药20克，乳鸽1只。

做　法：

1. 人参切成片，鸽子宰杀去内脏；

2. 参切片、鸽子与淮山药、薏米一起放在汽锅里，葱、姜、盐等调好口味，加入清水，盖上盖，上笼蒸45分钟即可。

功　效：宁心安神、益气补血。

◆ 柠檬乳鸽汤

主　料：乳鸽300克，猪排骨100克，柠檬40克。

调　料：姜、盐各适量。

做　法：

1. 洗净宰好的乳鸽，斩大件；洗净排骨，斩块，和乳鸽一起氽水，捞起沥水。

2. 用盐和少许水揉搓柠檬表皮，然后冲净，取半个切片，去核。

3. 煮沸清水，放入除柠檬外的所有材料，武火煮20分钟，转文火煲1.5小时。再放入柠檬片，煲10分钟，下盐调味即可食用。

功　效：补虚益精、滋肾益阴、清热生津、开胃消食。

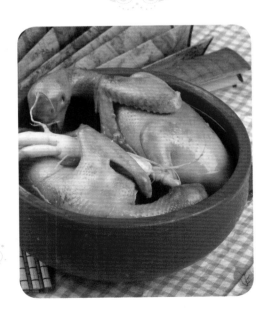

羊肉

——暖中补虚益肾气

性味归经　味甘，性温、热；归脾、胃、肾、心经。

建议食用量　内服：煮食或煎汤，125 ～ 250 克。

营养成分

蛋白质、脂肪、无机盐、钙、磷、铁以及维生素 B 、A 和烟酸等。

保健原理

俗话说："三九补一冬，来年无病痛。"羊食百草而集百草之精华，故其肉性温热，有补气滋阴、暖中补虚、开胃健脾等功效，特别适合冬季食用。对于男性来讲，食用羊肉还可以增强性功能。男子进入更年期后往往会出现性欲减弱的现象。中年男子性生活不宜过度，否则会使身体衰老过快；但也不能没有性生活，否则会使精液的产生能力下降。此时的男性宜多食一些能改善和增强性腺功能的食物，而羊肉便是一种很好的选择。中医认为，羊肉有补肾壮阳的作用，适合男士经常食用。

食用疗效

羊肉性味甘热，历来作为补阳佳品，尤以冬月食之为宜。它的热量比牛肉高，冬天吃羊肉可促进血液循环，以增温御寒，因此，老年人、体弱者、阳气虚而手足不温者吃羊肉有益。

食用宜忌

宜：适合老年人和体虚的男人。

忌：外感时邪或有宿热者禁服。

良方妙方

1. 肾阳不足：白羊肉 250 克，去脂膜，煮熟，切，以蒜同食之，三日一度。(《食医心镜》)

2. 阳痿：羊肾 120 克，韭菜 150 克，各种调料适量，放铁锅内同炒熟调味佐食。每天 1 次。

3. 五劳七伤虚冷：肥羊肉腿一只，密盖煮烂，食汤及肉。(《本草纲目》)

4. 腰痛：羊肾去膜，阴干为末，酒服 6 克，每日 3 次。

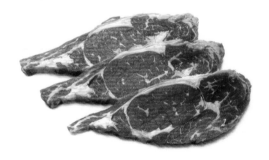

经典论述

1.《本草纲目》："羊肉补中益气，性甘，大热。"

2. 李杲："羊肉甘热，能补血之虚，有形之物也，能补有形肌肉之气。"

养生食谱

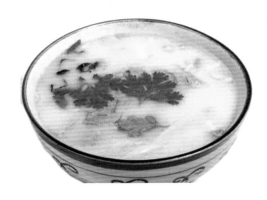

◆ 羊肉苁蓉汤

主　　料：羊肉200克，肉苁蓉、续断各12克，绿豆5克（或萝卜5片）。

调　　料：葱2段，姜3片，盐适量。

做　　法：1.将羊肉洗净切块，入锅内与绿豆或者几片萝卜加水煮，暂不放料，煮沸约15分钟。

2.将绿豆、萝卜和水一起倒掉，锅内再加清水、肉苁蓉，续断和葱段、姜片、盐，煮沸后改小火煨至羊肉煮烂即可。

功　　效：温里补虚、益精壮阳。适用于阳痿、射精无力。

◆ 干姜羊肉汤

主　　料：羊肉150克，干姜30克。

调　　料：盐、葱末、花椒粉各适量。

做　　法：羊肉洗净切块，与干姜共炖至肉烂，调入盐、葱末、花椒粉即可。

功　　效：温里、散寒、补虚。

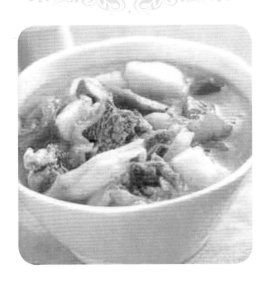

牛肉

补气补力强免疫

性味归经 味甘,性平;归脾、胃经。

建议食用量 每餐食用量80克。

营养成分

蛋白质、脂肪、碳水化合物、膳食纤维、灰分、维生素A、胡萝卜素、卵磷脂、硫胺素、核黄素、烟酸、维生素C、维生素、钙、磷、钾、钠、镁、铁等。

保健原理

牛肉含有丰富的蛋白质,其氨基酸组成比猪肉更接近人体需要。常食牛肉能提高男性机体抗病能力,对生长发育及手术后、病后调养的人在补充失血和修复组织等方面特别有益。

食用疗效

牛肉含脂肪量低,含蛋白质较高,而且味道鲜美,营养成分易于被人体消化吸收,因而深受人们的喜爱。牛肉富含蛋白质,其氨基酸组成比猪肉更接近人体需要,能提高人体抗病能力,对青少年生长发育有利,并能为术后、病后调养的人补充失血、修复组织。寒冬食牛肉可暖胃,是该季节的补益佳品。牛肉有补中益气、滋养脾胃、强健筋骨、化痰息风、止渴止涩之功效。

食用宜忌

宜食:对生长发育及手术后、病后调养的人在补充失血和修复组织等方面特别适宜;适于中气下陷、气短体虚、筋骨酸软和贫血久病、面黄目眩之人食用。

忌食:感染性疾病、肝病、肾病的人慎食;患疮疥湿疹、痘痧、瘙痒者慎用;内热盛者禁食。

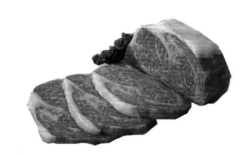

良方妙方

1.体虚乏力:牛肉100克切成薄片,与大米煮粥,加五香粉和盐少许调味,温热食之。

2.虚弱少气、脾虚等证:黄牛肉500克,糯米、白萝卜各60克,葱、姜、味精、盐少许,加水煮粥。(《食疗粥谱》)

经典论述

1.《名医别录》:"主消渴,止泄,安中益气,养脾胃。"

2.《医林纂要》:"牛肉味甘,专补脾土、脾胃者,后天气血之本,补此则无不补矣。"

养生食谱

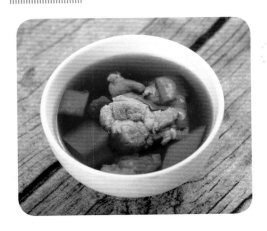

◆ 胡萝卜牛肉汤

主　料：牛腩 300 克，山楂 2 个，胡萝卜、青萝卜各 100 克。

调　料：植物油、姜片、葱段、料酒、盐、清汤各少许。

做　法：

1. 牛腩洗净切块，焯水；胡萝卜洗净切块，过油；山楂洗净。

2. 砂锅放清汤、牛腩块、山楂、姜片、葱段、料酒焖煮 2 小时，放胡萝卜块再焖煮 1 小时，加盐调味即可。

功　效：活血明目、抗氧防皱。

◆ 五香酱牛肉

主　料：牛腱肉 2500 克。

调　料：酱油 250 克，盐 125 克，白糖 100 克，大茴香 30 克，桂皮 30 克，大料 10 克，花椒 15 克，丁香 2 克，葱、姜各 50 克。

做　法：

1. 将牛肉用盐反复揉搓，放入缸（盆）中腌制（1~2 天）；

2. 将腌制好的牛肉取出，用清水泡洗干净，放入沸水锅中浸烫 5 ~ 6 分钟，洗净血污取出。切成大块，再放冷水锅中，加入调料袋；

3. 旺火烧开，撇去浮沫，用酱油将汤汁调成酱红色，改小火。待牛肉酥烂时，收浓汤汁，涂抹牛肉表面，晾凉，切块装盘食用。

功　效：补中益气、滋养脾胃、强健筋骨。

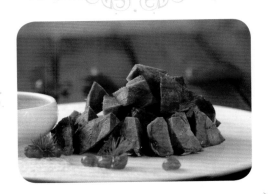

虾

补肾壮阳抗早衰

性味归经 味甘，性温；归肝、肾经。
建议食用量 每次 50 ~ 100 克。

营养成分

蛋白质、脂肪、碳水化合物、灰分、钙、磷、铁、维生素 A、硫胺素、核黄素、烟酸等。

保健原理

中医认为虾有壮阳益肾、补精、通乳之功。尤以淡水活虾的壮阳益精作用最强。凡久病体虚、气短乏力、不思饮食者，都可将其作为滋补食品。人常食虾，有强身壮体效果。

食用疗效

海水虾味甘咸性温，有补肾壮阳、滋阴健胃之功能，虾壳有镇静的作用。淡水虾的主要品种为沼虾，俗称青虾、味甘性温，具有补肾壮阳、下乳汁、解毒疗疮的功效。

食用宜忌

中医认为，有宿疾者、正值上火之时不宜食虾；体质过敏，如患过敏性鼻炎、哮喘、过敏性皮炎者不宜吃虾；痛风患者也不宜吃虾。

良方妙方

1. 遗精：鲜虾仁 150 克，韭菜 200 克，生地黄 20 克，白酒 50 克，各种佐料适量。共放铁锅内炒熟后佐餐、喝酒。

2. 阳痿：鲜虾仁 150 克，鸡蛋 1 个与 150 克韭菜同炒，佐餐喝白酒。或海虾仁 7 个，大葱叶 3 条（带汁多者佳），将虾仁装葱叶内，晒干，轧为细末，用茶水送下。

3. 肾虚腰痛：虾 50 克，冬虫夏草、九香虫各 9 克，水煮调味食。

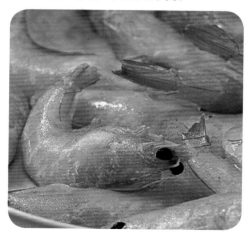

经典论述

1.《食疗本草》："小儿患赤白游肿，捣碎敷之。"

2.《本草拾遗》："主五野鸡病。"

3.《本草纲目》："做羹，治鳖瘕，托痘疮，下乳汁，法制壮阳道，煮汁吐风痰，捣膏敷虫疽。"

4.《食物宜忌》："治疣去癣。"

养生食谱

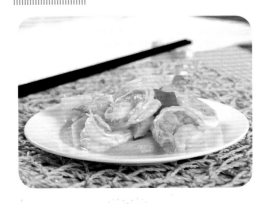

◆ 虾仁炒丝瓜

主 料： 虾仁 150 克，丝瓜 250 克。

辅 料： 红椒 20 克。

调 料： 盐 4 克，鸡粉 3 克，料酒 5 克，水淀粉 8 克，香油 2 克，葱姜各 3 克，鸡蛋 1 只，食用油适量。

做 法：

1. 将丝瓜去皮去瓤改刀成象眼片。

2. 将虾仁粘去水分，少许盐、料酒、鸡蛋清、淀粉上浆拉油。

3. 锅内留底食用油煸香葱、姜，放滑好的虾仁、丝瓜，加盐、鸡粉、胡椒粉调好味，勾少许水淀粉欠，点入香油即可。

功 效： 解毒除烦、补肾壮阳、滋阴健胃。

◆ 糟香虾

主 料： 虾 250 克。

调 料： 香糟卤 10 克，花雕酒 5 克，白糖 2 克，盐 1 克。

做 法：

1. 将鲜虾剪去须和腿焯水备用。

2. 香糟卤加盐、花雕酒、味精、白糖调成香糟汁，把虾放在里面浸泡 30 分钟入味即可。

功 效： 补肾壮阳、养血固精。

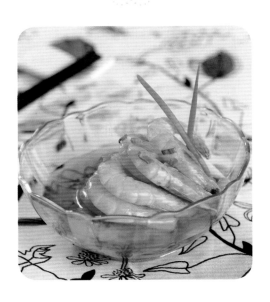

泥鳅

调节性功能的"水中人参"

别　　　名	鳅、鳅鱼。
性味归经	味甘,性平;归脾、肺经。
建议食用量	每次 50 ~ 100 克。

营养成分

蛋白质、脂肪、钙、磷、铁、维生素 A 、维生素 B_1、维生素 B_2 及烟酸等。

保健原理

泥鳅味甘,性平,有补中益气、养肾生精功效。富含的赖氨酸是精子形成的必要成分,因此,常吃泥鳅不但能促进精子形成,还有助于提高精子的质量。泥鳅的营养也特别丰富,且脂肪含量很少,对"三高"男性来讲也是很好的食物。

食用疗效

泥鳅味道鲜美,营养丰富,含蛋白质较高而脂肪较低,既是美味佳肴又是大众食品,素有"天上的斑鸠,地下的泥鳅"和"水中人参"之美誉。泥鳅含脂肪成分较低,胆固醇更少,高蛋白低脂肪,含一种类似甘碳戊烯酸的不饱和脂肪酸,有益于老年人及心血管患者,对降脂降压有益。

食用宜忌

宜食:特别适宜身体虚弱、脾胃虚寒、营养不良、小儿体虚盗汗者食用,有助于生长发育;同时适宜阳痿、痔疮、皮肤疥癣瘙痒之人食用。

忌食:阴虚火盛者忌食。

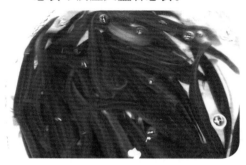

养生食谱

◆ 泥鳅虾汤

主　料:泥鳅 200 克,虾 100 克。

调　料:盐、生姜适量。

做　法:

1.将泥鳅去除内脏,洗净,虾去须、足、尾和虾线,洗净,一同放入锅内。

2.加入清水,酌加少量生姜和食盐;先用大火煮沸,再用小火炖煮,以煮熟为度。

功　效:补益元气、益气助阳。

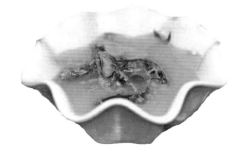

淡菜

益肾填精的佳品

别　　名	贻贝、壳菜、海蜒、红蛤、珠菜。
性味归经	味甘、咸，性温；归肝、肾经。
用法用量	内服：煎汤，15～30克；或入丸、散。

营养成分

蛋白质，脂肪，碳水化合物，灰分，钙，磷，铁，核黄素，烟酸等。

保健原理

《日华子本草》说，淡菜"煮熟食之，能补五脏，益阳事，理腰脚，消宿食"，是补虚益精、温肾散寒的佳品。凡属久病精血耗伤、五脏亏虚，症见羸瘦倦怠、食少气短、虚劳吐血、眩晕健忘者，均可作为滋补品。常食淡菜可治疗阳痿早泄、肾虚下寒、腹中冷痛、久痢久泄等症。将淡菜用黄酒浸泡，加适量韭菜，共同煮食，每日1次，有补肾助阳作用，可治疗腰痛、小便余沥不尽等症。将淡菜与松花蛋共煮服食，可调理高血压、动脉硬化。

食用疗效

淡菜含有多种人体必需氨基酸，所含的脂肪主要是不饱和脂肪酸。这些成分对改善人体的血液循环功能有重要作用。淡菜中所含的微量元素锰、钴、碘等，对调节机体正常代谢、防治疾病等均有十分重要的意义。因此，淡菜不论在我国还是西欧诸国，都被视为天然滋补营养保健食品。

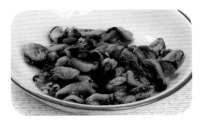

养生食谱

◆ 淡菜瘦肉粥

主　料： 淡菜10克，猪瘦肉50克，大米100克。

调　料： 干贝、葱末、姜末、盐各适量。

做　法：

1. 淡菜、干贝分别洗净，用水浸泡12小时，捞出；猪瘦肉洗净，切末；大米淘洗干净，放入清水中浸泡1小时。
2. 将葱末、姜末拌入瘦肉末中，搅匀。
3. 锅置火上，加入适量清水煮沸，放入大米、淡菜、干贝、猪瘦肉末同煮。大米煮烂后加入盐调味即可。

功　效： 补虚益精、温肾散寒。

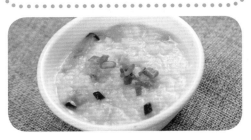

鳝鱼

恢复精力护肝脏

别　　　名　黄鳝、长鱼、无鳞公子、海蛇、蛆鱼、黄蛆。

性味归经　味甘，性温；归肝、脾、肾经。

营养成分

蛋白质、脂肪、钙、磷、铁、维生素 A、维生素 B$_1$、维生素 B$_2$、烟酸等。

保健原理

鳝鱼富含维生素 A 和维生素 E，对于男性预防视力退化、保护肝脏、恢复精力有很大的益处。

食用疗效

黄鳝的营养价值在一定程度上比鲤鱼、鲫鱼都高，长于补气养血、除风湿痹痛。现代药理实验发现，自黄鳝中提取出的黄鳝鱼素，有调节血糖的作用，故糖尿病患者常食鳝鱼有益。

食用注意

凡病属虚热者不宜食。《随息居饮食谱》："时病前后，疟、痢、胀满诸病均大忌。"

良方妙方

1. 气血不足，体倦乏力，心悸气短，头晕眼花：可用本品同猪瘦肉、黄芪等煮熟后，饮汤食肉。

2. 心悸头晕：黄鳝 1 条去内脏，猪瘦肉 100 克，黄芪 15 克，共煮熟。去药食用。

3. 口眼㖞斜：大鳝鱼 1 条，以针刺头取血，入麝香少许。左斜涂右，右斜涂左。

4. 臁疮：黄鳝去骨，将鳝肉剁成肉泥，敷患处，2 ～ 3 小时，更换 1 次。

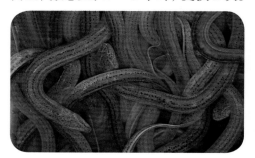

经典论述

1. 《本草拾遗》："鳝鱼，夏月于浅水中作窟，如蛇，冬蛰夏出，宜食之。"

2. 《蜀本草》："鳝鱼，似鳗鲡鱼而细长，亦似蛇而无鳞，有青黄二色，生水岸泥窟中，所在皆有之。"

3. 《本草衍义》："鳝鱼，腹下黄，世谓之黄鳝。又有白鳝，稍粗大，色白，二者皆无鳞。大者长尺余，其形类蛇，但不能陆行，然皆动风。"

养生食谱
||||||||||||||||||||

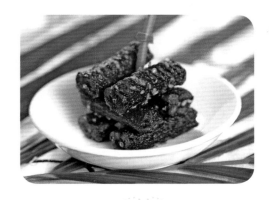

◆ 麻辣鳝鱼

主 料： 鳝鱼 300 克，猪肥肉 100 克。

辅 料： 辣椒酥 50 克，椒盐 2 克，干辣椒 5 克，麻椒 2 克。

调 料： 葱、姜、盐、生抽、料酒、植物油各适量。

做 法：

1.鳝鱼宰杀洗净切成段，加葱、姜、盐、料酒腌制 15 分钟，入油锅炸成金黄色备用。

2.锅内放适量油，加入麻椒、干辣椒煸香，下入猪肉煸炒熟，放鳝段加生抽、料酒翻炒几下，加适量水、椒盐煨制入味，汁浓下辣椒酥翻炒均匀即可。

功 效： 补虚损、祛风湿、强筋骨。

◆ 金钱鳝

主 料： 黄鳝 500 克。

辅 料： 当归 3 克，红尖椒 10 克，芥菜叶 25 克，柱猴红烧汁 250 克。

做 法：

1.黄鳝经宰杀及初步处理后，顶刀切片，腌入味后，热油炸至金黄色。

2.当归加汤上笼蒸 20 分钟，捞出当归并将当归水与柱猴红烧汁同加入鳝鱼中烧制。

功 效： 补益肾精、活血补血。

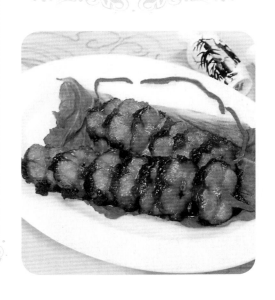

甲鱼

滋阴补肾兼补虚

别　　名　鳖、水鱼、团鱼、鼋鱼、元鱼。

性味归经　味甘，性平；归肝经。

建议食用量　每次约 50 克。

营养成分

蛋白质、脂肪、糖类、钙、磷、铁、硫胺素、蛋氨酸、核黄素、维生素 A、动物胶、角蛋白、碘等。

保健原理

甲鱼含有一般食物中少有的蛋氨酸，还含有磷、脂肪、糖类等，具有极高的药用价值，能使人体阴阳恢复到相对平衡的状态，是男性滋阴补肾的佳品。

食用疗效

甲鱼不仅肉味鲜美，营养丰富，甲鱼肉及其提取物还能有效地预防和抑制肝癌、胃癌、急性淋巴性白血病，并用于防治因放疗、化疗引起的虚弱、贫血、白细胞减少等症。甲鱼具有滋阴、清热、益肾、健骨、活血及补中益气之功效，还能"补劳伤，壮阳气，大补阴之不足"，对肺结核、贫血、体质虚弱等多种病症亦有一定的辅助疗效。

食用宝典

甲鱼四周下垂的柔软部分称为"鳖裙"，味道鲜美无比，别具一格，是甲鱼周身最鲜、最嫩、最好吃的部分。甲鱼肉极易消化吸收，营养极为丰富，一般多做成"甲鱼汤"，也可做成其他美味的佳肴。

良方妙方

1. 慢性肾炎：鳖 500 克，大蒜 100 克，白糖、白酒适量，加水炖熟食用。

2. 肺结核：鳖肉 250 克，百部 15 克，地骨皮 15 克，生地黄 20 克，黄芪 15 克，水煎去药渣服。

3. 肝硬化腹水：甲鱼 1 只，去肠杂及头，加槟榔 12 克，大蒜适量，共煮熟，食肉饮汤。

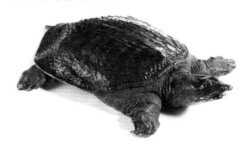

经典论述

《本草纲目》："鳖肉有滋阴补肾，清热消瘀，健脾健胃等多种功效，可治虚劳盗汗，阴虚阳亢，腰酸腿疼，久病泄泻，小儿惊痫，妇女闭经、难产等症。"

养生食谱

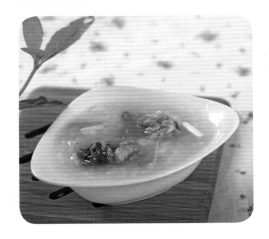

◆ **当归甲鱼乌鸡汤**

主　料：甲鱼150克，乌鸡150克。

辅　料：油菜25克，清汤500克。

调　料：盐4克，鸡粉3克，葱姜各5克。

做　法：

1. 将乌鸡宰杀好，洗净剁成小块，焯水备用。

2. 甲鱼宰杀好洗净，加葱姜、料酒焯水备用。

3. 锅内放入清汤烧开，放入乌鸡和甲鱼，加盐、鸡粉调好味放入罐中，蒸20分钟即可。

功　效：滋阴补肾、补肝除痨热、消脾肿、舒筋活血、补骨髓。

◆ **甲鱼粥**

主　料：甲鱼100克，粳米100克。

调　料：盐2克，味精2克，胡椒粉少许，香葱花2克，姜丝5克。

做　法：

1. 甲鱼杀洗干净，切小块焯水，冲凉备用。

2. 粳米洗净放入锅中，加入甲鱼块同煮20分钟。甲鱼软烂、粳米开花后加盐、味精、胡椒粉、葱花、姜丝熬2分钟即可。

功　效：补劳伤、壮阴气、滋补肝肾、清虚劳之热。

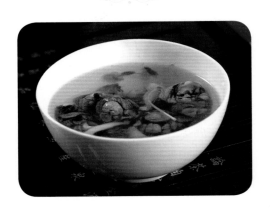

龟

滋阴补血又壮阳

别　　名	水龟、海龟、绿毛龟。
性味归经	味甘、酸，性平；归肝、肾、心经。
建议食用量	每次约50克。

营养成分

蛋白质、脂肪、烟酸、维生素 B_1、维生素 B_2、胶质等。

保健原理

龟具有滋阴补血、益肾健骨，强肾补心、壮阳、延年益寿之功效，对于肾虚早泄、阳痿、多尿、阴虚盗汗有较好的食疗效果。《本草纲目》记载，龟"灵而有寿，取其甲以补心、补肾、补血，皆以养阴也"。

食用疗效

有滋阴补肾、柔肝补血、祛火明目的功效。民间认为吃龟肉可以使人长寿。据研究发现，龟肉的蛋白质具有抗癌作用。龟肉虽不及鳖肉鲜美，但滋阴之力强于鳖肉，且能祛风，用治四肢拘挛或日久瘫软不收有显著效果。

良方妙方

1. 阳痿：乌龟炖汤，喝汤吃肉。

2. 肾虚遗精：龟肉适量，北沙参60克，冬虫草10克，同煮汤，用油盐调味食用。有滋阴养血、补肺益肾作用。适用于肺结核吐血、咳嗽痰中带血、阴虚潮热、盗汗、肾虚遗精等症。

3. 心悸失眠：龟肉250克、百合50克、红枣10枚，共煮汤调味食用。

4. 肺结核咯血：乌龟1只，用黄泥包裹放糠火内煨干，捶烂，15克1包，开水送服。

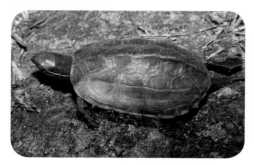

经典论述

1.《本草纲目》："治腰脚酸痛，补心肾，益大肠，止久痢久泄，主难产，消痈肿，烧灰敷臁疮。"

2.《本草备要》："滋阴……治阴血不足，劳热骨蒸，癥瘕崩漏，五痔难产，阴虚血弱之证。"

养生食谱

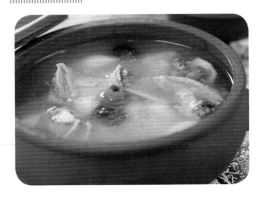

◆ 龟肉山药煲猪肚

主　料： 乌龟1只，山药60克，猪肚2个。

调　料： 盐、味精各适量。

做　法： 乌龟宰后洗净剁成小块飞水，猪肚飞水切成大块，山药切成滚刀块，砂锅加入奶汤、放入原料，慢火煲至乌龟软烂，加盐、味精即可。

功　效： 益阴补血、滋阴潜阳、补肾健骨、补中益气。

◆ 马蹄气锅龟

主　料： 乌龟1只。

辅　料： 鸡汤1500克，马蹄200克。

调　料： 姜片、料酒各10克，盐5克，胡椒粉、味精各少许。

做　法：

1. 将龟剁去头，从后腿和龟盖连接处片开，除杂，剁成小块，放入沸水中，加入料酒，氽水后捞出备用；马蹄洗净，去皮，切块。

2. 将龟块、马蹄、姜片放气锅中，加鸡汤、剩余调料上屉蒸熟即可。

功　效： 养阴补血、益肾填精、清热化痰、生津润燥。

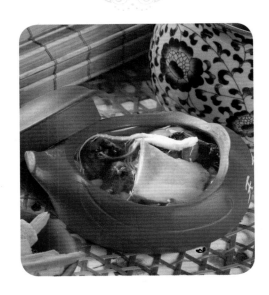

牡蛎

提高男性生育能力

别　　　名	生蚝、蛎蛤、古贲、左顾牡蛎、牡蛤。
性味归经	味咸、涩，性微寒；归肝、心、肾经。
建议食用量	30～50克。

营养成分

糖原、牛磺酸、谷胱甘肽、维生素 A、维生素 B_1、维生素 B_2、维生素 D、铜、锌、锰、钡、磷及钙等。

保健功能

牡蛎体内含有大量精氨酸与微量元素亚铅。精氨酸是制造精子的主要成分，亚铅促进荷尔蒙的分泌。食用牡蛎可以提高性功能。牡蛎所含的牛磺酸还能辅助降血脂、降血压。

食用疗效

牡蛎中所含的多种维生素与矿物质特别是硒可以调节神经、稳定情绪。牡蛎中钙含量接近牛奶，铁含量为牛奶的 21 倍。食后有助于骨骼、牙齿生长。牡蛎富含核酸，能延缓皮肤老化，减少皱纹的形成。

食用宜忌

宜食：阴虚烦热失眠，心神不安者宜食；癌症患者及放疗、化疗后宜食；糖尿病、干燥综合征、高血压病、动脉硬化、高脂血症患者宜食；妇女更年期综合征和怀孕期间宜食。

忌食：急慢性皮肤病患者忌食；脾胃虚寒，慢性腹泻便池者不宜多吃。

良方妙方

1. 梦遗便溏：用牡蛎粉加醋、面糊做成丸子，如梧子大。每服 30 丸，米汤送下。一天服二次。

2. 胃酸过多：牡蛎、海螵蛸各 15 克，浙贝母 12 克。三味共研细粉，每服 9 克，每日 3 次。

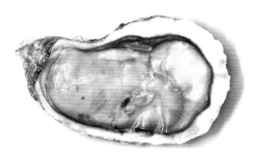

经典论述

1.《神农本草经》："主伤寒寒热，温疟洒洒，惊恚怒气，除拘缓，鼠瘘，女子带下赤白。久服强骨节。"

2.《本草拾遗》："捣为粉，粉身，主大人小儿盗汗；和麻黄根、蛇床子、干姜为粉，去阴汗。"

养生食谱
|||||||||||||||||||||||||

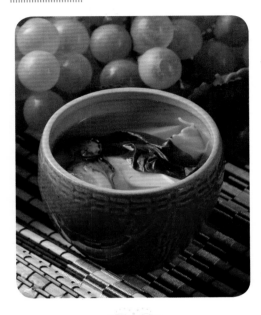

◆ 温拌牡蛎肉

主　料：牡蛎 300 克。

辅　料：黄瓜片 50 克。

调　料：捞汁 5 克，葱油
2 克，盐 1 克，麻椒油 2 克。

做　法：

1. 牡蛎洗净取肉轻焯水
备用。

2. 将黄瓜洗净切成片备用。

3. 取容器放入牡蛎与黄瓜
片，加盐、葱油、麻椒油
拌匀，淋入捞汁即可。

功　效：养血安神、软坚
消肿。

◆ 牡蛎豆腐汤

主　料：牡蛎粉 15 克，
豆腐 200 克。

辅　料：青菜叶 50 克，
鸡汤适量。

做　法：

1. 豆腐切菱形块浮水，
青菜叶洗净。

2. 砂锅加汤、葱姜、胡
椒粉烧浮末，放入牡蛎
粉、豆腐，文火煮 15 分
钟左右，加青菜叶即可。

功　效：软坚散结。

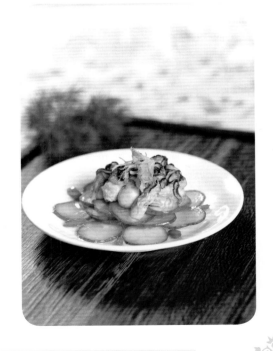

海参

补肾益精的"海人参"

别　　　名	海男子、土肉、刺参、海鼠、海瓜皮。
性味归经	味甘、咸，性温；归心、肾、脾、肺经。
建议食用量	涨发品每次50~100克。

营养成分

粗蛋白质、粗脂肪、灰分、碳水化合物、钙、磷、铁、碘等。

保健原理

海参"其性温补，足敌人参，故曰海参"。历代医家均将其列为补肾壮阳食疗佳品。经常食用，对男子肾虚引起的消瘦、梦遗、阳痿、腰膝酸软、性功能减退等症有良效。海参中蛋白质的含量非常丰富，精氨酸含量也较多。精氨酸是生成精子的重要成分，也是合成人体胶原蛋白的原料，对促进细胞的再生和机体损伤后的修复有良效。此外还可增强人体免疫力，延年益寿。

食用疗效

海参胆固醇、脂肪含量少，是典型的高蛋白、低脂肪、低胆固醇食物，对高血压、冠心病、肝炎等患者及老年人堪称食疗佳品，常食对治病强身很有益处；海参含有硫酸软骨素，有助于人体生长发育，能够延缓肌肉衰老，增强人体的免疫力；海参微量元素钒的含量居各种食物之首，可以参与血液中铁的输送，增强造血功能；食用海参对再生障碍性贫血、糖尿病、胃溃疡等均有良效。

食用宜忌

海参富含胶质，不但可以补充体力，对于皮肤、筋骨也都有保健原理，同时还能改善便秘症状。海参中钾含量低，钠含量很高，不利于控制血压，因此高血压患者要少食。

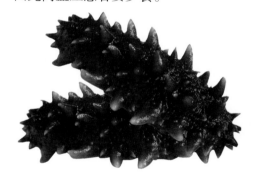

良方妙方

遗精：海参浸透剖洗干净，切片煮烂后入糯米适量煮成稀粥，调味服食。早餐前空腹食。

经典论述

《本草求原》："泻痢遗滑人忌之，宜配涩味而用。"

养生食谱

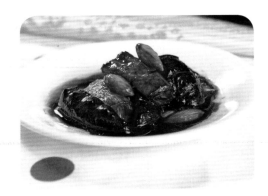

◆ **紫菜海参汤**

主　料：海参 150 克，紫菜 5 克。

辅　料：油菜 50 克。

调　料：淀粉 5 克、盐 4 克、味精 4 克。

做　法：

1.海参飞水，油菜飞水备用。

2.锅内加入水适量，放入海参、紫菜，烧开放入盐、味精，水淀粉勾芡出锅即可。

◆ **葱烧杏仁海参**

主　料：水发海参 400 克。

辅　料：大葱白 100 克，炸杏仁 20 克。

调　料：鲜白糖、葱油各 5 克，盐、酱油、鸡粉各 3 克，食用油适量。

做　法：

1.葱白切蓑衣刀入净油炸至金黄滤出 (炸葱的油留着备用)。

2.锅中留底食用油，加入调料炒香，添少许鸡汤，将海参放入锅中小火靠干，用淀粉收汁淋点葱油 (炸葱白的油) 即可。

功　效：补肾益精、养血安神。

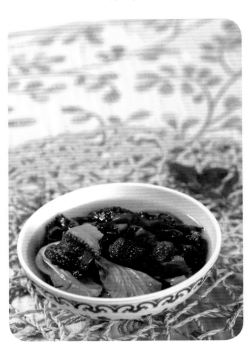

第五节　美味坚果

核桃仁

❯ 滋补肝肾强筋骨

别　　　名	胡桃仁、山核桃、胡桃、羌桃、黑桃。
性 味 归 经	味甘，性温；归肾、肺、大肠经。
建议食用量	15~20克。

营养成分

蛋白质、脂肪、碳水化合物、纤维、烟酸、泛酸、铜、镁、钾、维生素 B_6、叶酸、维生素 B_1、磷、铁、维生素 B_2 等。

保健原理

核桃有"长寿果"之美誉。中医认为它可以健肾、补血、润肺、益胃。对大脑神经也有益，是神经衰弱的辅助治疗品。核桃与黑白芝麻一起炒有很好的补脑功效。另外，每日吃两到四个，可起到健肾补血等作用。食用核桃还能辅助治疗肾结石和尿路结石，并能延缓衰老。

食用疗效

核桃与杏仁、榛子、腰果并称为"世界四大干果"。核桃仁有防止动脉硬化、降低胆固醇的作用。核桃仁含

有大量维生素 E，经常食用有润肌肤、乌须发的作用，可以令皮肤滋润光滑，富于弹性。当感到疲劳时，嚼些核桃仁，有缓解疲劳和压力的作用。核桃仁中钾含量很高，适合高血压患者食用。

食用宜忌

宜食：核桃一般人群均可食用。尤其适宜肾虚、肺虚、神经衰弱、气血不足、癌症患者以及脑力劳动者与青少年食用。

忌食：腹泻、阴虚火旺、痰热咳嗽、便溏腹泻、内热盛及痰湿重者均不宜食用。

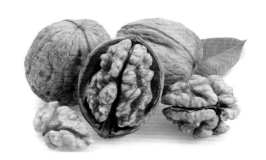

良方妙方

尿路结石：胡桃仁 120 克，冰糖 120 克，以香油炸酥胡桃仁，共研为细末，每次用 30 ~ 60 克，日服 2 ~ 3 次，用温开水送下。(《饮食治疗指南》)。

经典论述

《本草拾遗》："食之令人肥健。"

养生食谱

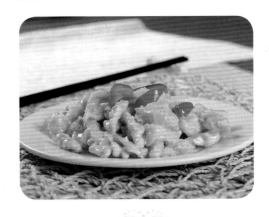

◆ **酱爆桃仁鸡丁**

主　料：鸡丁 300 克，干桃仁 100 克。

调　料：甜面酱 15 克，味精 2 克，白糖 15 克，香油 2 克。

做　法：

1.鸡丁上浆滑油备用。

2.核桃仁轻炸熟备用。

锅内放油加入甜面酱、盐、白糖、味精、料酒调好口，放入鸡丁、核桃仁翻炒均匀，淋香油即可。

功　效：补肾壮阳、双补气血、明目健身。适宜于肾阳不足的阳痿、尿频，精血亏少的眩晕、便秘，以及身体虚弱的神倦乏力、面色无华等症。

◆ **助眠小炒**

主　料：鲜核桃仁 100 克，芦笋、山药、木耳、莴笋各 50 克。

辅　料：红腰豆 15 克，彩椒 10 克。

调　料：盐 4 克，鸡粉、葱油各 3 克，香油 2 克，水淀粉 150 克。

做　法：

1.芦笋、莴笋、山药切片，彩椒切块备用。

2.锅内放入葱油，加入鲜核桃仁、芦笋、山药、木耳、莴笋、红腰豆、彩椒煸炒，放入盐、鸡粉、香油，勾芡出锅即可。

功　效：健脑补肾、养血益智、安神助眠。

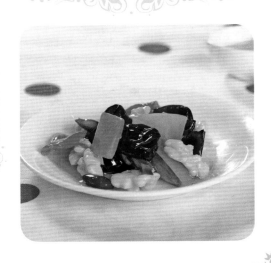

板栗

补肾强腰的肾之果

别　　　名	大栗、栗果、毛栗、棋子、栗楔。
性味归经	味甘，性温；归脾、胃、肾经。
建议食用量	每次 10 个（约 50 克）。

营养成分

蛋白质、脂肪、碳水化合物、灰分、淀粉、维生素 B、脂肪酶等。

保健原理

唐朝孙思邈认为板栗是"肾之果也，肾病宜食之"。中医认为板栗能补肾强筋、活血止血，对肾气虚亏、腰腿无力有良好的食疗作用，适合肾虚引起的腰膝酸软、腰腿不利、小便增多，以及脾胃虚寒引起的慢性腹泻患者食用。

食用疗效

板栗中所含的丰富氨基酸和维生素、矿物质，能防治高血压、冠心病、动脉硬化、骨质疏松等疾病，是抗衰老、延年益寿的滋补佳品。板栗还能维持牙齿、骨骼、血管肌肉的正常功能，帮助脂肪代谢，具有益气健脾、滋补胃肠的作用。

良方妙方

1. 老年体弱、气血两虚：栗子肉 100 克，香菇 60 克，加调料适量，一起炒食。

2. 老人肾虚、腰腿酸软、脾胃虚弱：每日早晚各吃风干生栗子 7 个，细嚼成浆咽下。新鲜栗子 30 克，火堆中煨熟吃，每天早晚各 1 次。

3. 肾气虚弱、脾胃不足：栗子肉 500 克，白糖 250 克。栗子煮熟，捣烂加糖，制成糕饼后食用。

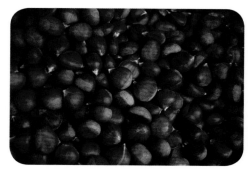

经典论述

1.《名医别录》："主益气，厚肠胃，补肾气，令人忍饥。"

2.《本草纲目》："有人内寒，暴泄如注，令食煨栗二三十枚，顿愈。肾主大便，栗能通肾，于此可验。"

3.《滇南本草》："生吃止吐血、衄血、便血，一切血证俱可用。"

养生食谱

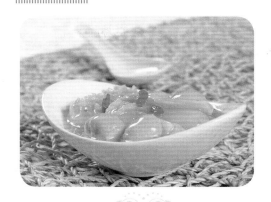

◆ **板栗扒娃娃菜**

主　料：娃娃菜 350 克。

辅　料：板栗 100 克，奶汤 200 克。

调　料：盐 5 克，鸡粉 3 克，鸡油 10 克，水淀粉 25 克。

做　法：

1. 将娃娃菜去掉老叶留嫩心，底部打十字刀焯水至熟后撕开码放盘中。

2. 板栗加少许清水，加白糖蒸软，去汤码放娃娃菜上。

3. 锅内放入奶汤，加盐、鸡粉、鸡油，调好味大火烧开后勾芡淋在上面即可。

功　效：养胃健脾、除烦解渴、利尿通便。适用于性欲亢进伴口干咽燥、小便不利、大便密结者。

◆ **栗子粥**

主　料：大米 200 克，栗子 50 克。

调　料：白糖适量。

做　法：

1. 大米洗净，用水浸泡 1 小时；栗子煮熟、去皮、切碎。

2. 锅置火上，加适量清水，放入泡好的大米，用小火熬粥。

3. 待粥沸时，加入栗子碎，再用小火煮 10 分钟左右至熟，粥黏稠后加入白糖调味即可。

功　效：补虚养身、壮腰健肾。适用于肾气虚弱、脾胃不足。

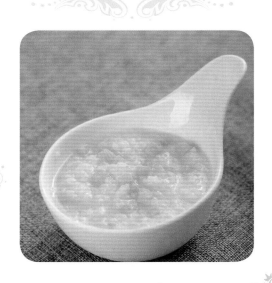

松仁

❖ 强阳补骨，润肺止咳

别　　　名	罗松子、海松子、红松果、松元。
性 味 归 经	性平，味甘；归肝、肺、大肠经。
建议食用量	每次一大勺(约20克)。

营养成分

脂肪、蛋白质、碳水化合物、不饱和脂肪酸、油酸酯、亚油酸酯、钙、铁、磷、钾等。

保健原理

松仁中所含的不饱和脂肪酸和大量矿物质如钙、铁、磷等，能够增强血管弹性，维护毛细血管的正常状态；降低血脂，预防心血管疾病。另外，经常食用松仁有强身健体、提高机体抗病能力、促进性欲的作用。

食用疗效

松子中所含的大量矿物质如钙、镁、铁、磷、钾等，能给人体组织提供丰富的营养成分，强壮筋骨，消除疲劳，对大脑和神经有补益作用，是学生和脑力工作者的健脑佳品。松子中维生素E含量高，有很好的软化血管、延缓衰老的作用，是中老年人的理想保健食物。

食用宜忌

宜食：一般人群均可食用，尤其适宜中老年体质虚弱、久咳无痰者；便秘、慢性支气管炎、心脑血管疾病者宜食。

忌食：咳嗽痰多、便溏、精滑、腹泻者应忌食。松子所含油脂很丰富，胆功能严重不良者需慎食。

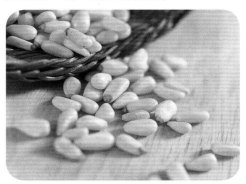

黄金搭配

芒果＋松子

松子富含维生素E，与富含胡萝卜素的芒果同食，有抗老防衰，降低癌症发生的概率。

玉米＋松子

松子炒玉米可用于脾肺气虚、干咳少痰、皮肤干燥、大便干结等症状的辅助治疗。

良方妙方

肝血不足，头晕：海松子500克，去除杂质，捣碎，研细，呈膏状，盛于瓶内。每次服用15克，每日2～3次，温酒送下。

养生食谱

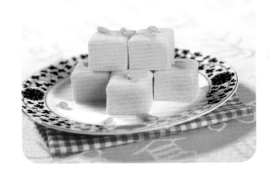

◆ 松子板栗糕

主　料：板栗 300 克。

辅　料：松子 30 克，琼脂 5 克，冰糖 50 克，金丝枣 20 克。

做　法：

1. 板栗蒸熟去皮过箩。

2. 松子炒熟炒香，琼脂用清水泡软；金丝蜜枣切成丝。

3. 锅中放少许水，放入琼脂熬化，加入冰糖、栗子粉、枣丝熬成糊状，倒入盘中，放冷藏柜中定型。

4. 等栗子凉透定型后取出，切成块装盘即可。

功　效：健脾益气、润肺养血、润肠通便。

◆ 松子粥

主　料：大米 100 克，松子仁 20 克。

调　料：蜂蜜适量。

做　法：

1. 将大米用清水洗净，备用。

2. 将大米置于锅内煮粥，备用。

3. 将松仁和水研末做膏，入粥内，煮沸。

4. 根据个人喜好放入适量的蜂蜜，即可食用。

功　效：补虚、养液、润肺、滑肠。适用于老年气血不足或热病伤津引起的大便秘结者。

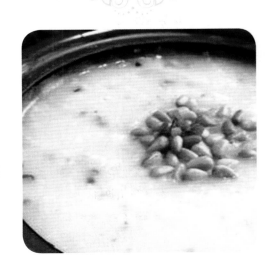

莲子

益肾涩精养心神

别　　　名	莲肉、莲米、藕实、水芝丹、莲实、泽芝、莲蓬子。
性味归经	味甘、涩，性平；归脾、肾、心经。
用法用量	内服：煎汤，6～15克；或入丸、散。

营养成分

淀粉、蛋白质、脂肪、碳水化合物、钙、磷、铁、荷叶碱、N-去甲基荷叶碱、氧化黄心树宁碱、N-去甲亚美罂粟碱等。

保健原理

《本草纲目》载："莲子交心肾，厚肠胃，固精气，强筋骨，补虚损，利耳目，除寒湿，止脾泄久痢，赤白浊，女人带下，崩中诸血病。"对男子遗精有很好的治疗作用。

食用疗效

补脾止泻，益肾涩精，养心安神。用于脾虚久泻，遗精带下，心悸失眠。

适用人群

脾肾亏虚，白带过多之妇女适用；体质虚弱、心慌、失眠多梦、遗精者适用；脾气虚、慢性腹泻之人适用；癌症患者及放疗化疗后适用。

注意事项

莲子不能与牛奶同服，否则加重便秘。服食莲子期间，少吃辛辣或者刺激性食物。

良方妙方

1. 阳痿：百合、莲子各 15 克，冰糖适量。莲子去心，与百合一起加水适量，煮至烂熟，入冰糖调味。随量服食。

2. 遗精：生龙骨、生牡蛎各 50 克，生芡实、生莲子各 30 克，知母 15 克，白芍 18 克，五味子 6 克。上药水煎服。每日 1 剂，分早、晚 2 次温服，6 剂为 1 个疗程。本方滋阴清热，固涩精关。

3. 肾病综合征：莲子 20 克，扁豆 15 克，干山药、芡实各 25 克，白糖少许。上药加水适量,煎煮熟后调入白糖。每日 1 剂。

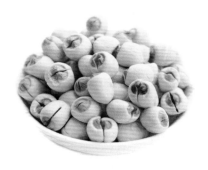

经典论述

《日华子本草》："益气，止渴，助心，止痢。治腰痛，泄精。"

养生食谱

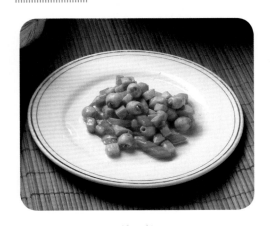

◆ 莲子桂圆粥

主 料：莲子 30 克，桂圆肉 30 克，红枣 8 颗，糯米 150 克。

做 法：

1. 莲子去芯，桂圆肉用清水洗净，红枣去核洗净。
2. 锅上火加适量的水烧开，加入糯米煮上 5 ~ 8 分钟后，加入莲子、桂圆、红枣，烧开后，用小火煮至 30 ~ 35 分钟即可。

功 效：补脾益肾、养心安神。

◆ 莲子炒鸭丁

主 料：莲子（水发）50 克，鸭胸肉 200 克。

辅 料：胡萝卜 50 克。

调 料：葱、姜、料酒、盐、味精、淀粉各适量，食用油适量。

做 法：

1. 鸭肉切丁码味上浆，滑油至熟备用，莲子煮至熟软备用，胡萝卜去皮切丁飞水备用。
2. 锅中留底油煸香葱姜，下入鸭丁、莲子、料酒、盐、味精炒匀勾芡即可。

功 效：滋阴益肾。

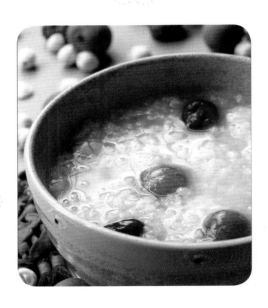

榛子

促进胆固醇代谢

别　　名	尖栗、平榛。
性味归经	味甘,性平;归胃、脾经。
建议食用量	每次约50克。

营养成分

膳食纤维、蛋白质、脂肪、碳水化合物、钙、镁、铁、锰、锌、铜、钾、磷、钠、烟酸维生素 B_1、维生素 B_2、维生素 C、维生素 E、胡萝卜素等。

保健原理

榛子含有丰富的脂肪,主要是人体不能自身合成的不饱和脂肪酸:一方面可以促进胆固醇的代谢;另一方面可以软化血管,维持毛细血管的健康,从而预防和治疗高血压、动脉硬化等心脏血管疾病,是男性保健优先选择的食品。

食用疗效

榛子含有人体必需的8种氨基酸及多种微量元素和矿物质,含量是其他坚果的数倍至几十倍。其中磷和钙有利于人体骨骼及牙齿的发育;锰元素对骨骼、皮肤、肌腱、韧带等组织均有补益强健作用。榛子还有增进食欲、提高记忆、防止衰老的功效。榛子中丰富的纤维素有助消化和防治便秘的作用。

良方妙方

1. 病后体弱,食少疲乏:榛子60克,山药30克,党参12克,陈皮9克。水煎服。(《宁夏中草药手册》)

2. 胃纳不香:川榛干果21～24克,山楂根12～15克。水煎。冲黄酒、红糖,早晚饭前服。(《天目山药用植物志》)

3. 脾虚泄泻:榛子仁,炒焦黄,研细末。每次1匙,每日2次,空腹以红枣汤调服。(《食物中药与便方》)

4. 噤口痢,胃口不开:榛子仁磨成细粉,每服3克,用陈皮汤送服,每日3次。(《食物中药与便方》)

5. 气管炎:榛子15克,桔梗、前胡各9克。煎服。(《安徽中草药》)

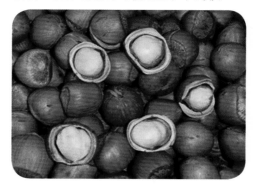

经典论述

《开宝本草》谓榛子能"益气力,实肠胃,令人不饥,健行",故性能极似栗子,但少用作补肾强腰的药物。可用于脾胃虚弱、少食乏力、便溏腹泻等。单用或与山药、白术、栗子等配伍。生嚼、熟食均可,但以熟食为好。

养生食谱

◆ 榛子枸杞粥

主 料：榛子仁 30 克，枸杞子 15 克，红枣 20 克，粳米 50 克。

做 法：

1. 将榛子仁捣碎，与枸杞子一同加水煎汁。

2. 去渣滤汁后，与粳米、红枣一同放入锅中，加水，文火熬成粥即成。每日 1 剂，早晚空腹即食。

功 效：养肝益肾、明目丰肌。

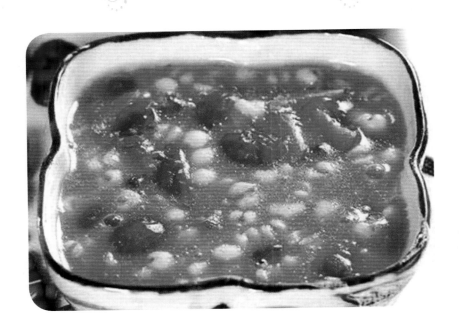

第六节 新鲜水果

西瓜

➤ 增强精子活力

别　　　名	寒瓜、夏瓜、水瓜。
性味归经	味甘，性寒；归心、胃、膀胱经。
建议食用量	每天200克左右。

营养成分

蛋白质、葡萄糖、蔗糖、果糖、苹果酸、蔗糖、萝卜素、胡萝卜素、瓜氨酸、镁、维生素A、维生素B、维生素C等。

保健原理

西瓜中的瓜氨酸在人体内会产生一种化合物，有助于放松血管。每克西瓜果肉中含有多毫克镁元素，两大块西瓜就可以提供人体一天所需的镁元素，镁元素可增强精子活力，提高男性生育能力。

食用疗效

西瓜可清热解暑，除烦止渴。西瓜中含有大量水分，在急性热病发烧、口渴汗多、烦躁时，吃上一块又甜又沙、水分十足的西瓜，症状会显著改善。西瓜含有能使血压降低的钾元素。吃西瓜后尿量会明显增加，这可以减少胆色素的含量，并可使大便通畅，对治疗黄疸有一定作用。新鲜的西瓜汁和鲜嫩的瓜皮可增加皮肤弹性，减少皱纹，增添皮肤光泽。

食用宜忌

宜食：高血压、肾炎、肝炎、胆囊炎、黄疸、中暑、肾炎、尿路感染、口疮、醉酒等患者宜食。

忌食：素体脾胃虚寒、大便溏泄者，少食为佳。糖尿病、肾功能不全者及感冒患者忌食。

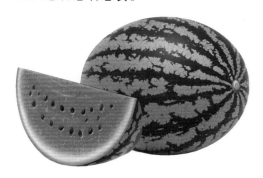

良方妙方

肾炎、水肿：西瓜掏空，纳入蒜，用泥封好后，烘烤至熟。

经典论述

1.《现代实用中药》："为利尿剂。治肾脏炎浮肿、高血压、黄疸，并能解酒毒。"

2.《食物本草》："疗喉痹。"

养生食谱

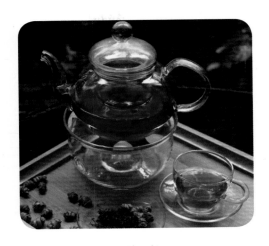

◆ 西瓜汁

主　料：西瓜 200 克，柠檬 1/2 个。

调　料：蜂蜜、冰块各适量。

做　法：

西瓜切皮去籽后切成小块，柠檬去皮也切成小块，与蜂蜜、冰块一起打成西瓜汁即可。

功　效：清热解毒、消暑生津。

◆ 西瓜荷斛茶

主　料：西瓜肉 100 克。

辅　料：荷叶、石斛各 5 克，绿茶 3 克。

调　料：蜂蜜适量。

做　法：

1.将石斛洗净，与西瓜肉、荷叶一起放入锅中，用水煎煮，去渣取汁。

2.用药汁冲泡绿茶，加入蜂蜜，即可饮用。

3.每日 1 剂。不拘时，代茶饮。

功　效：清热解暑、除烦止渴、利小便。

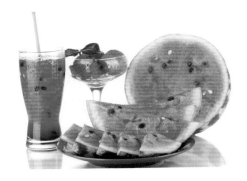

葡萄

强筋补肾的"水晶明珠"

别　　　名	草龙珠、山葫芦、蒲桃、菩提子。
性味归经	味甘、酸，性平；归肺、脾、肾经。
建议食用量	每天 100 克。

营养成分

葡萄糖、果酸、钙、钾、磷、铁、维生素 B_1、维生素 B_2、维生素 B_6、维生素 C、维生素 P、氨基酸等。

保健原理

葡萄中含有番茄红素，常食葡萄可增加男性精子的数量。此外，葡萄还可治前列腺炎和小便短赤涩痛。

食用疗效

葡萄中的糖主要是葡萄糖，易于被人体吸收。当人体出现低血糖时，及时饮用葡萄汁，可很快缓解症状。葡萄所含的类黄酮是一种强抗氧化剂，可抗衰老，并可清除体内自由基。

食用宜忌

宜食：肾炎、高血压、水肿患者，儿童、孕妇、贫血患者，神经衰弱、过度疲劳、体倦乏力、未老先衰者，肺虚咳嗽、盗汗者，风湿性关节炎、四肢筋骨疼痛者，癌症患者尤其适合食用。

忌食：糖尿病患者、便秘者、脾胃虚寒者应少食。忌与海鲜、鱼、萝卜、四环素同食。

良方妙方

1. 前列腺炎：新鲜葡萄 250 克，去皮、核捣烂后，加适量温开水饮服，每日 1 ~ 2 次，连服两周即可。

2. 热淋，小便涩少，磣痛沥血：葡萄（绞取汁）、藕汁、生地黄汁各 250 毫升，蜜 150 克。上汁和，煎为稀饧，每于食前服 100 毫升。（《圣惠方》葡萄煎）

3. 除烦止渴：生葡萄捣滤取汁，以瓦器熬稠，入熟蜜少许，同收，点汤饮。（《居家必用率类全集》）

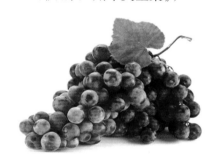

经典论述

1.《随息居饮食谱》："补气，滋肾液，益肝阴，强筋骨，止渴，安胎。"

2.《陆川本草》："滋补强壮，补血，强心利尿。"

养生食谱

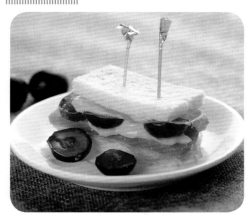

◆ 葡萄三明治

主　料：全麦面包1个，葡萄干、葡萄果酱、乳酪粉、生菜、西红柿各适量。

做　法：

1. 将全麦面包放入微波炉或者烤箱中略烤一下，取出切成片。

2. 先在一片烤面包的表面抹上一层葡萄果酱，然后把葡萄干、西红柿、生菜放在上面，再撒上适量乳酪粉，用另一面包片夹着即可食用。

功　效：滋补强壮、补血。

◆ 葡萄汁

主　料：葡萄150克，苹果1/2个。

做　法：

1. 葡萄洗净去皮去籽，苹果洗净去皮去核切小块。

2. 将两种水果分别放入榨汁机中榨汁，然后将两种果汁混合煮沸。

3. 按1:1的比例兑入白开水，即可饮用。

功　效：补气养血。

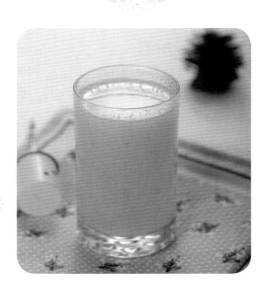

苹果

•─❀─ 全方位的健康水果

别　　名　　滔婆、柰、柰子、平波。

性味归经　　味甘、酸，性平；归脾、肺经。

建议食用量　　每天1~2个（200~300克）。

营养成分

糖类、蛋白质、脂肪、粗纤维、钾、钙、磷、铁、锌、胶质、有机酸、胡萝卜素、维生素 B_1、维生素 B_2、维生素 C、烟酸、山梨醇、香橙素、黄酮类化合物等。

保健原理

有科学家和医师把苹果称为"全方位的健康水果"或称为"全科医生"。前列腺炎患者可每天食用一个苹果，或者经常饮用浓度较高的苹果汁，可以提高前列腺液中锌蛋白的锌含量，从而提高前列腺的抗菌、杀菌能力。

食用疗效

在空气污染的环境中，多吃苹果可改善呼吸系统的功能，保护肺部免受污染和烟尘的影响；苹果中含有多酚及黄酮类天然化学抗氧化物质，可以减少患癌的危险；苹果特有的香味可以缓解压力过大造成的不良情绪，还有提神醒脑的功效；苹果中含有大

量的镁、硫、铁、铜、碘、锰、锌等矿物质，可使皮肤细腻、润滑、红润有光泽。

食用宜忌

苹果的营养很丰富。吃苹果时最好细嚼慢咽，这样有利于消化和吸收。

食欲不好者不要饭前或饭后马上吃水果，以免影响正常的进食及消化。

黄金搭配

苹果 + 鱼肉

苹果中富含果胶，有止泻的作用，与清淡的鱼肉搭配，营养丰富，美味可口。

苹果 + 洋葱

苹果和洋葱都含有黄酮类天然抗氧化剂，同食可保护心脏。

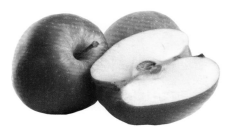

选购存储

苹果以个大适中、果皮光洁、颜色艳丽、软硬适中、果皮无虫眼和损伤、肉质细密、酸甜适度、气味芳香者为佳。

苹果应在低温增湿环境下保存，可包在塑料袋里放在冰箱中冷藏保存。切开或削皮的苹果可以在冷开水或柠檬汁中短时间存放，以防止氧化变褐。

养生食谱

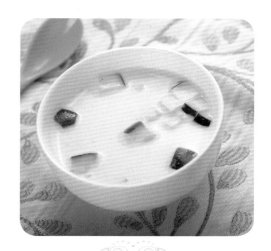

◆ **杏仁苹果豆腐羹**

主　料：豆腐 3 块，杏仁 20 粒，苹果 1 个，冬菇 4 只。

调　料：食盐、植物油、白糖、味精各少许，淀粉适量。

做　法：

1.将豆腐切成小块，置水中泡一下捞出。冬菇洗净，切碎，和豆腐煮至滚开，加上食盐、植物油、糖，用淀粉同调成芡汁，制成豆腐羹。

2.杏仁用温水泡一下，去皮；苹果洗净去皮切成粒，同搅成茸。

3.豆腐羹冷却后，加上杏仁、苹果糊、味精拌匀，即成杏仁苹果豆腐羹。

功　效：提高免疫力，防止贫血。

◆ **苹果汁**

主　料：苹果 1 个。

做　法：

1.苹果洗净、去皮、去核，切成小块。

2.放入榨汁机，搅打成汁，煮沸即可。

功　效：清洁肝、肾，减少肝脏或肾脏疾病。

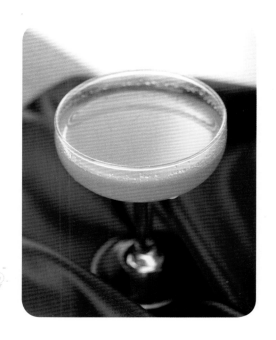

狝猴桃

调中理气除热烦

别　　　名	毛桃、藤梨、奇异果。
性 味 归 经	味甘、酸,性寒;归胃、肝、肾经。
建议食用量	每天 1 ~ 2 个（100 ~ 200 克）。

营养成分

维生素 C、钾元素、糖类、蛋白质、脂肪、磷、钙、镁、铁、胡萝卜素、硫胺素、狝猴桃碱等。

保健原理

狝猴桃含有一种抗突变成分谷胱甘肽,有利于抑制诱发癌症基因的突变。狝猴桃含有很多精氨酸,是产生精子的主要成分。夏天男性可以多吃狝猴桃,有助于预防防治前列腺疾病。

食用疗效

狝猴桃中的赖氨酸、甲硫氨基酸是帮助肉碱合成所必需的氨基酸。而肉碱则是促进脂肪燃烧的有效成分,可以将体内多余的脂肪转换成为热量的效用。所以,多吃狝猴桃有助于减肥。

狝猴桃是一种营养极高的水果,它含有很多对人体健康有益的矿物质,多食用狝猴桃可促进钙的吸收,预防老年骨质疏松,抑制胆固醇的沉积,从而防治动脉硬化。多食用狝猴桃,还能阻止体内产生过多的过氧化物,防止老年斑的形成,延缓人体衰老。

食用宜忌

宜食:适宜高血压、心脏病、动脉硬化、消化道疾病、癌症患者和孕妇食用。

忌食:脾胃虚寒者不宜多食。

良方妙方

1. 前列腺炎后小便涩痛:新鲜狝猴桃 50 克,捣烂后加 250 毫升 (约 1 茶杯) 温开水,调匀后饮服。

2. 尿路结石:狝猴桃果实 15 克。水煎服。(《广西本草选编》)

3. 烦热口渴:狝猴桃果实 30 克。水煎服。(《青岛中草药手册》)

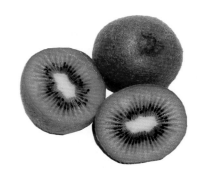

经典论述

《证类本草》说:"味甘酸,生山谷,藤生著树,叶圆有毛,其果形似鸭鹅卵大,其皮褐色,经霜始甘美可食。"

养生食谱

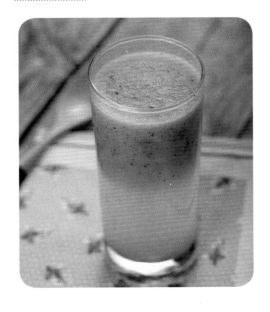

◆ **猕猴桃菠萝苹果汁**

主　料：猕猴桃 1 个，菠萝半个，苹果 1 个。

做　法：

1. 猕猴桃用勺将果肉挖出；

2. 苹果洗净，去核，切块；

3. 菠萝去皮，切块，用淡盐水浸泡 10 分钟。

4. 将猕猴桃、苹果和菠萝倒入榨汁机中，加适量凉开水，搅打成汁即可。

功　效：安神助眠、润燥通便。

◆ **猕猴桃汁**

主　料：猕猴桃 2 个。

调　料：白糖适量。

做　法：

将猕猴桃洗干净，去皮，与凉开水一起放入榨汁机中榨汁，倒入杯中，加入白糖即可饮用。

功　效：清热生津、止渴利尿、舒缓压力。

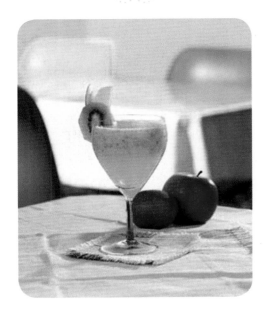

荸荠

● 清热生津化痰积

别　　　名	马蹄、南荠、乌芋、马荠、地栗、尾梨。
性味归经	味甘，性寒；归肺、胃经。
建议食用量	每天 100 克。

营养成分

淀粉、蛋白质、粗脂肪、钙、磷、铁、维生素 A、维生素 B_1、维生素 B_2、维生素 C、荸荠英。

保健原理

荸荠含有丰富的磷，可以促进人体生长发育和维持人体生理功能，可以促进牙齿骨骼的发育。荸荠含有大量的粗纤维，可以促进肠胃的蠕动，提升食欲，促进体内的糖、脂肪、蛋白质的代谢，调节酸碱平衡，对男性保健有很好的辅助作用。

食用疗效

荸荠中含的磷是根茎类蔬菜中较高的，能促进人体生长发育和维持生理功能的需要，对牙齿骨骼的发育有很大好处；同时可促进体内的糖、脂肪、蛋白质三大物质的代谢，调节酸碱平衡，因此适于儿童食用。

英国在对荸荠的研究中发现一种"荸荠英"，这种物质对黄金色葡萄球菌、大肠杆菌、产气杆菌及绿脓杆菌均有一定的抑制作用，对降低血压也有一定效果。这种物质还对癌肿有防治作用。

荸荠质嫩多津，可治疗热病津伤口渴之症，对糖尿病尿多者有一定的辅助治疗作用。

荸荠水煎汤汁能利尿排淋，对于小便淋沥涩通者有一定治疗作用，可作为尿路感染患者的食疗佳品。

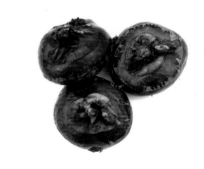

食用宜忌

宜食：儿童和发烧患者最宜食用，咳嗽多痰、咽干喉痛、消化不良、大小便不利、癌症患者也可多食；高血压、便秘、糖尿病尿多者、小便淋沥涩通者、尿路感染患者、感冒患者均可使用。

忌食：不适宜小儿消化力弱、脾胃虚寒、有血瘀者。

养生食谱

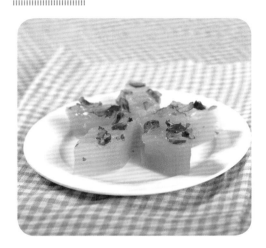

◆ 奶香马蹄

主　料：马蹄 200 克。

调　料：牛奶 50 克，蜂蜜 10 克。

做　法：

1. 将马蹄清洗去除表皮，放入锅中煮熟备用。

2. 将煮熟的马蹄加入牛奶、蜂蜜浸泡 30 分钟即可食用。

功　效：清热开胃、消食化痰、润肠通便。

◆ 马蹄枣糕

主　料：金丝小枣 300 克。

辅　料：马蹄粉 150 克，冰糖 100 克，矿泉水 1.5 升。

做　法：

1. 金丝小枣切丝备用。

2. 马蹄粉加入矿泉水、冰糖调成稀糊倒入容器中，撒上金丝小枣丝入蒸箱蒸 30 分钟取出，放凉后切成块即可。

功　效：清热养血、开胃化痰。

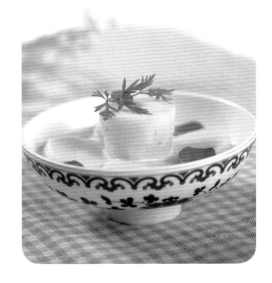

第三章

药食同源，选对中药缓解男科病

第一节　补气类中药材

人参

大补元气治阳痿

别　　　名	血参、黄参、孩儿参、人街。
性味归经	味甘、微苦，性平；归脾、肺、心经。
用法用量	内服：煎汤，3～10克，大剂量10～30克。

营养成分

葡萄糖、果糖、蔗糖、维生素 B_1、维生素 B_2、人参皂苷、挥发油、人参酸、泛酸、多种氨基酸、胆碱、酶、精胺、胆胺等。

保健原理

人参在中药里一般用作强壮剂，可以补养元气。近来研究证明它有增强性腺机能的作用。人参酊对于麻痹型、早泄型阳痿有显著的疗效，但对精神型无效。对因神经衰弱所引起的皮层性和脊髓性阳痿也有一定治疗效果。

功用疗效

大补元气，复脉固脱，补脾益肺，生津，安神。用于体虚欲脱，肢冷脉微，脾虚食少，肺虚喘咳，津伤口渴，内热消渴，久病虚羸，惊悸失眠，心力衰竭，心源性休克。

适用人群

大病导致元气欲脱者以及休克的人适用；脾虚体倦乏力、食欲不振、呕吐腹泻者适用；体虚多汗、自汗的人适用；失眠、多梦、惊悸的人适用；肾虚阳痿、早泄、尿频的人适用。

注意事项

人参反藜芦，畏五灵脂，恶皂荚。人参忌与萝卜同食。服食人参后，忌饮茶人参不宜与葡萄同食。人参无论是煎服还是炖服，忌用五金炊具。实证、热证而正气不虚者忌服。

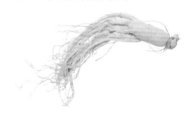

良方妙方

阳痿不举：人参、制附子各等分。碾碎，炼蜜成丸，每次1～3克，温水送服。

经典论述

1.《神农本草经》："主补五脏，安精神，止惊悸，除邪气，明目，开心益智。"

2.《日华子本草》："调中治气，消食开胃。"

养生食谱

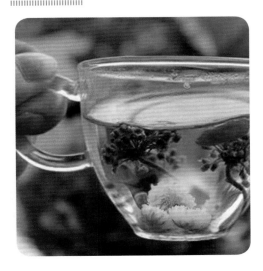

◆ 人参红枣茶

配　方：人参 3 ~ 5 克，大枣 10 颗。

做　法：在保温杯中放入人参片及去核的大枣，加沸水，闷泡 15 分钟即可。

功　效：补虚生血、补脾和胃、益气生津。

◆人参花白菊枸杞茶

配　方：人参花、杭白菊各 5 克，枸杞子 6 粒。

做　法：将上述材料一起放入杯中，倒入沸水，盖盖子闷泡约 5 分钟后饮用。

功　效：补肾益气、清肝明目。

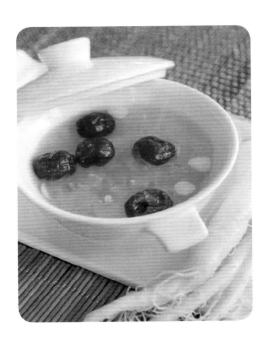

黄芪

健脾补中调血糖

别　　　名	绵芪、绵黄芪、黄蓍。
性味归经	味甘，性温；归肺、脾经。
用法用量	煎服，9～30克；蜜炙可增强其补中益气作用。

营养成分

皂苷、蔗糖、多糖、氨基酸、叶酸、硒、锌、铜等。

保健原理

中医认为黄芪具有健脾补中的功效，可促进机体代谢、抗疲劳，并能治疗水肿、小便不利等病症。现代医学研究表明，黄芪能消除肾炎蛋白尿，增强心肌收缩力，调节血糖含量，男性常吃黄芪可以缓解糖尿病。

功用疗效

补气固表，利尿排毒，排脓，敛疮生肌。用于气虚乏力，食少便溏，中气下陷，久泻脱肛，便血崩漏，表虚自汗，气虚水肿，痈疽难溃，久溃不敛，血虚萎黄，内热消渴，慢性肾炎蛋白尿，糖尿病。

适用人群

体虚浮肿及肾炎患者适用；脾胃虚弱、食欲不振、身体乏力的人适用；感冒、哮喘、病毒性心肌炎患者适用；自汗、盗汗的人适用；痈疽不溃、疮口不愈合的患者适用；胃下垂、子宫脱垂者适用。

注意事项

黄芪恶龟甲、白鲜皮，反藜芦，畏五灵脂、防风。实证和阴虚阳盛者忌用。

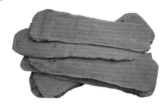

养生食谱

◆ 黄芪煨老母鸡

配　　方：黄芪30克，老母鸡1只，调料适量。

做　　法：将母鸡去毛及肚肠洗净，将黄芪放入母鸡腹中缝合，置锅中加水及姜、葱、大料、盐等炖熟即成。

功　　效：补气养血、益精髓。凡因大病、久病、产后失血过多及肝肾慢性亏虚诸病，皆可辅食。

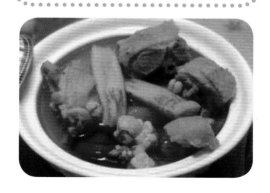

大枣

❖ 滋肾暖胃治阴虚

别　　　名	红枣、大枣、枣子。
性味归经	性平温，味甘；归脾、胃经。
建议食用量	每天 5 ～ 10 枚（50 ～ 100 克）。

营养成分

蛋白质、膳食纤维、糖类、维生素 C、磷、钾、钠、钙、桦木酸、山楂酸、光千金藤碱、N- 去甲基荷叶碱、黄酮苷、大枣皂苷等。

保健原理

红枣有保肝、健脾、降低胆固醇的功效，男性多食是有益的。对于爱喝酒的男性来讲，红枣可谓护肝的佳品。可将其加水煎服，既不会影响保肝的功效，又可以避免生食而引起腹胀。男性贫血常常会导致阳痿，因此，经常食用红枣对早泄和阳痿患者也有很好的食疗效果。

功用疗效

补中益气，养血安神。用于脾虚食少，乏力便溏，妇人脏躁。

适用人群

脾胃虚弱、食欲不振、大便溏薄的人适用。气血不足、心悸失眠的人适用。过敏体质及过敏性疾病者适用。

注意事项

枣不宜与黄瓜、萝卜同食。枣忌与退热药同用，否则会降低对药物的吸收效果。腹胀呕吐者忌食。腹内有寄生虫症者忌食。小儿及妇女生产前后不宜食用。黄疸、糖尿病患者忌食。

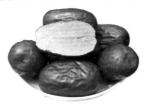

养生食谱

◆ 甘麦大枣茶

配　方：小麦、大枣各 30 克，甘草、洞庭碧螺春各 6 克。

辅　料：蜂蜜适量。

做　法：

1. 将甘草、小麦研成粗末。

2. 将药末、大枣、洞庭碧螺春放入保温杯中，用沸水冲泡 15 分钟后，加蜂蜜即可。

3. 每日 1 剂，不拘时，代茶饮。

功　效：益气宁心安神。

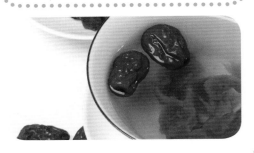

党参

补中益气降血压

别　　　名	东党、台党、潞党、口党、上党人参、黄参、狮头参、中灵草。
性味归经	味甘，性平；归脾、肺经。
用法用量	内服：煎汤，6～15克；或熬膏、入丸、散。生津、养血宜生用；补脾益肺宜炙用。

营养成分

淀粉、蔗糖、葡萄糖、菊糖、皂苷、生物碱、黏液质、树脂等。

保健原理

党参能增强人体免疫力、调节胃肠功能、促进生长发育和提高性功能。所含党参碱具有降压作用，其提取物能提高心排血量而不增加心率，并能增加脑、下肢和内脏的血液量。

功用疗效

补中益气，健脾益肺。用于脾肺虚弱，气短心悸，食少便溏，虚喘咳嗽，内热消渴。

适用人群

脾胃虚弱、四肢无力的人适用；冠心病、心悸气短的患者适用；肺虚咳嗽的人适用；贫血患者适用；内热消渴、自汗的患者适用；慢性腹泻、溃疡性结肠炎及胃炎慢性肾炎患者适用。

注意事项

党参不宜与藜芦同用。有实邪者忌服。

良方妙方

1. 性欲减退：将党参20克与茶叶3克同放入杯中，注入开水，加盖闷10分钟即可。补中益气，健脾益肺。对体质虚弱、气血不足伴性欲减退、面色萎黄以及病后体虚者有效。

2. 心律失常：党参15克，麦冬10克。水煎服。每日1剂。

3. 低血压：党参30克，核桃仁40克，生姜3片。水煎服。每日1剂，分2次服用。

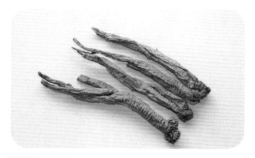

经典论述

1.《纲目拾遗》："治肺虚，益肺气。"

2.《得配本草》："上党参，得黄芪实卫，配石莲止痢，君当归活血，佐枣仁补心。补肺蜜拌蒸熟；补脾恐其气滞，加桑皮数分，或加广皮亦可。"

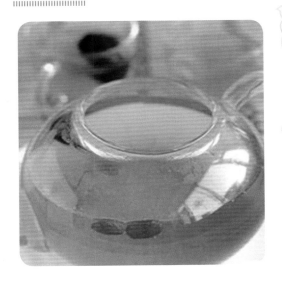

◆ 党参黄花山药粥

配　方：党参 10 克，黄花 40 克，山药、糯米各 50 克。

做　法：

党参、黄花洗净切片，山药洗净切丁，砂锅中放糯米和水、山药丁、党参、黄花一起煲制 30 分钟即可。

功　效：补中益气、升阳固表。

◆ 党参枸杞茶

配　方：党参、枸杞各 10 克，陈皮 15 克，黄芪 30 克。

做　法：

将所有茶材放入锅中，加清水，煮 30 分钟，去渣取汁。

功　效：益气养血、滋阴养肝。

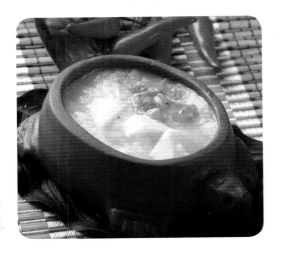

第二节　助阳类中药材

鹿茸

补肾壮阳益精血

别　　　名	斑龙珠。
性味归经	味甘、咸，性温；归肾、肝经。
用法用量	内服：研粉冲服，1～3克；或入丸剂，亦可浸酒服。

营养成分

磷脂、糖脂、胶脂、激素、脂肪酸、氨基酸、蛋白质及钙、磷、镁、钠等。

保健原理

鹿茸的保健作用非常强，是良好的健身强壮药。鹿茸提取物既能增加血浆睾酮浓度，又能使黄体生成素浓度增加。因此，鹿茸对青春期的性功能障碍、中老年期前列腺萎缩症的治疗均有效。

功用疗效

壮肾阳，益精血，强筋骨，调冲任，托疮毒。用于阳痿滑精，宫冷不孕，羸瘦，神疲，畏寒，眩晕耳鸣耳聋，腰脊冷痛，筋骨痿软，崩漏带下，阴疽不敛。

适用人群

体虚、久病易疲劳的人宜服；筋骨无力、骨折的人适用；性功能减退者适用；耳聋目昏、失眠健忘者适用。

注意事项

鹿茸置阴凉干燥处，密闭，防蛀；阴虚内热的人忌用；伤风感冒、高血压患者忌用。

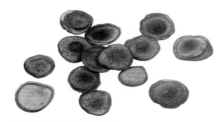

养生食谱

◆　鹿茸炖乳鸽

配　　方：鹿茸片10克，乳鸽2只，淮山药30克，红枣10枚。

做　　法：将乳鸽宰杀去内脏洗净，山药切成滚刀块，砂锅中放清水，下入乳鸽、山药、红枣、鹿茸一起炖至鸽软烂即可食用。

功　　效：壮肾阳、益精血、强筋骨、温中补气、补益五脏。

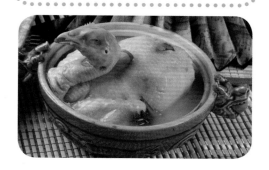

巴戟天

·3·强阴益精补肾阳

别　　　名	鸡眼藤、鸡肠风、黑藤钻、兔仔肠、三角藤、糠藤、巴戟。
性 味 归 经	味甘、辛，性微温；归肾、肝经。
用 法 用 量	内服：煎汤，6～15克；或入丸、散；亦可浸酒或熬膏。

营养成分

葡萄糖、甘露糖、强心苷、黄酮、氨基酸、维生素C、有机酸、钾、钙、镁、甲基异茜草素、大黄素甲醚、棕榈酸等。

保健原理

巴戟天富含糖类、黄酮、氨基酸、有机酸、强心苷及维生素C、树脂和环烯醚萜苷等。《本草求真》："巴戟天，据书称为补肾要剂，能治五劳七伤，强阴益精，以其体润故耳。"因此巴戟天对男性保健很有作用。

功用疗效

补肾阳，强筋骨，祛风湿。用于阳痿遗精，宫冷不孕，月经不调，少腹冷痛，风湿痹痛，筋骨痿软。

适用人群

免疫力低下者适用；肾虚阳痿、遗尿、遗精以及不育不孕者适用；风湿病、腰酸腿痛者适用；神经衰弱、失眠者适用。泌尿系统感染、水肿患者适用。

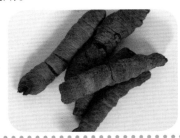

养生食谱

◆ 巴戟天海参汤

配　方：海参300克，猪肉150克，胡萝卜80克，盐5克，醋6克，巴戟天15克，白果10克。

做　法：

1.海参汆烫后捞起；胡萝卜洗净剁碎、猪肉加盐和胡椒粉拌均匀，然后捏成小肉丸。

2.锅内加一碗水，将巴戟天、胡萝卜、肉丸等加入并煮开，加盐、醋、糖调味，再加入海参、白果煮沸，然后用太白粉水勾芡即可。

功　效：补阳助性、调理肾亏。

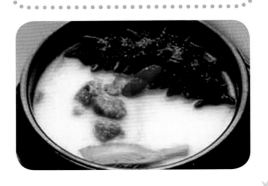

肉苁蓉

药性温和补肾阳

别　　　名	大芸（淡大芸）、苁蓉（甜苁蓉、淡苁蓉）、地精。
性味归经	味甘、咸，性温；归肾经、大肠经。
用法用量	内服：煎汤，10~15克；或入丸、散；或浸酒。

营养成分

肉苁蓉含肉苁蓉苷、洋丁香酚苷、2-乙酰基洋丁香酚苷、海胆苷、鹅掌楸苷、8-表马钱子苷酸、胡萝卜苷、甜菜碱、β-谷甾醇、甘露醇、三十烷醇、多糖类等。

保健原理

肉苁蓉可能含有一种激活核苷酸还原酶的生物活性因子，可能提高蛋白的核酸代谢，对促进生长发育的有益，可治疗肾虚阳痿、早泄。肉苁蓉的进补之力虽不足，但药性温和，配伍补骨脂、菟丝子、沙苑子、山萸肉，能发挥壮阳作用。

功用疗效

补肾阳，益精血，润肠道。主肾阳虚衰，精血不足之阳痿，遗精，白浊，尿频余沥，腰痛脚弱，耳鸣目花，肠燥便秘。

适用人群

患有男子遗精、早泄、阳痿、精子稀少、不育等病症者适宜食用；腰膝酸痛等病症患者适宜食用；高血压患者也适宜食用。

注意事项

经常大便溏薄者不宜食用。

经典论述

1.《药性论》："益髓，悦颜色，延年，治女人血崩，壮阳，大补益，主赤白下。"

2.《日华子本草》："治男绝阳不兴，女绝阴不产，润五脏，长肌肉，暖腰膝，男子泄精，尿血，遗沥，带下阴痛。"

3.《本草经疏》："白酒煮烂，顿食，治老人便燥闭结。"

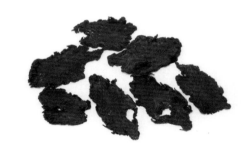

良方妙方

补精败，面黑劳伤：肉苁蓉4两（水煮令烂，薄切细研），精羊肉，分为四度，下五味，以米煮粥，空腹服之。（《药性论》）

养生食谱

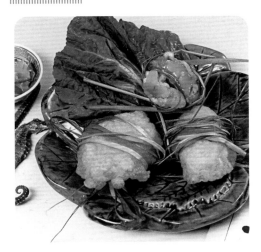

◆ 苁蓉烤鲍鱼

配　方： 圆粒鲍 2 只，肉苁蓉粉 1 克，全蛋糊适量，香茅草 2 克，锌盐 3 克，白兰地 2 克。

做　法：

1.圆粒鲍与肉苁蓉粉拌匀后入白兰地等。

2.全蛋糊和匀，包裹在圆粒鲍上。

3.将香茅草滚在外侧入烤箱烤 10 分钟即可。

功　效： 补肾精、益肝血。

◆ 苁蓉羊肉粥

配　方： 肉苁蓉 15 克，羊肉、粳米各 100 克，盐、姜末、葱花各少许。

做　法：

1.分别将肉苁蓉、羊肉洗净切细丝；粳米淘洗干净。

2.先用砂锅煎肉苁蓉取汁，去渣，再放入羊肉丝、粳米同煮。

3.待沸后再加入盐、葱花、姜末调味，煮成稀粥即可。

功　效： 滋肾壮阳、补益精血。

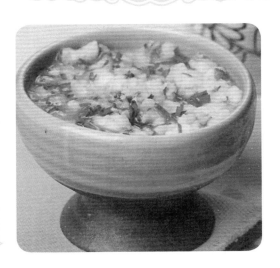

补骨脂

温肾助阳益肾气

别　　　名	破故纸、和兰苋、胡韭子、补骨鸱、黑故子、胡故子、吉固。
性味归经	味辛、苦，性温；归肾、脾经。
用法用量	内服：煎汤，6~15克；或入丸、散。

营养成分

香豆精类、黄酮类、单萜酚类、挥发油、皂苷、补骨脂乙素、补骨脂多糖、钾、锰、钙、铁、铜、锌、砷、硒等。

保健原理

补骨脂是一味补肾药，它能提高免疫功能，提高激素水平、扩张冠状动脉、强心、抗癌。对中老年人肾虚和脾肾两虚有畏寒、腰酸、尿频、前列腺肥大，或有冠心病等慢性病、容易感冒等处于亚健康状态的人有益。

功用疗效

温肾助阳，纳气，止泻。用于阳痿遗精，遗尿尿频，腰膝冷痛，肾虚作喘，五更泄泻；外用治白癜风，斑秃。

适用人群

肾虚、阳痿、遗精、遗尿以及腰酸腿疼患者适用；牛皮癣、白癜风患者适用；肾虚咳喘者适用；脾虚腹泻者适用。

注意事项

补骨脂恶甘草，忌诸血，阴虚火旺者忌服。

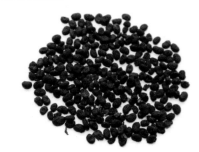

养生食谱

◆ 补骨脂烧鹿鞭

配　　方：补骨脂30克，冬笋、冬菇、糖各50克，鹿鞭100克。

做　　法：补骨脂洗净烘干，研成细粉，鹿鞭洗净，切5厘米的段打一字刀，下入沸水中烫透捞出，冬菇、油菜洗净切片，锅内放油，下入葱姜爆香，下鹿鞭、补骨脂粉煨制软烂，勾芡即可。

功　　效：补肾助阳，滋阳养血。

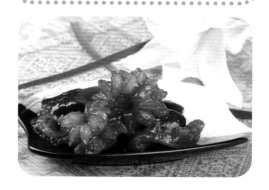

冬虫夏草

补肺益肾补命门

别　　　名	虫草、冬虫草、夏草冬虫。
性 味 归 经	味甘，性温；归肺、肾经。
用 法 用 量	内服：煎汤，5～10克；或入丸、散；或与鸡鸭炖服。

营养成分

饱和脂肪酸、不饱和脂肪酸、粗蛋白、粗纤维、碳水化合物、灰分、虫草酸。

保健原理

冬虫夏草既是名贵的中药材，又是珍贵的滋补品，含有大量维生素及15种微量元素。对各种肾病可消除蛋白尿、水肿、血尿、降低血压，甚至还有激活残存的肾组织、调节机体免疫系统、清血浊、排肾毒、改善肾的微环境、修护肾膜等作用。

功用疗效

补肺益肾，止血化痰。用于久咳虚喘，劳嗽咯血，阳痿遗精，腰膝酸痛。

良方妙方

1. 贫血，阳痿，遗精：冬虫夏草15～30克，炖肉或炖鸡服。（《云南中草药》）

2. 肾虚阳痿、遗精：冬虫夏草10～15克，与鸭、鸡、瘦猪肉等蒸食或炖食。

经典论述

《药性考》："秘精益气，专补命门。"

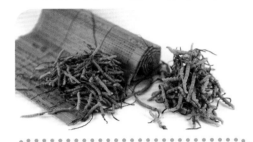

养生食谱

◆ 虫草裙边

配　方：水发裙边500克，鹌鹑蛋8个，冬虫夏草8只，糖色2克，美极酱油10克，糖3克，绍酒10克。

做　法：

1. 水发裙边去掉异味后与冬虫夏草同蒸40分钟。

2. 原汁入味调色收浓汤汁。

3. 鹌鹑蛋腌好，卤水过，四周围摆冬虫夏草即可。

功　效：补肾定喘。

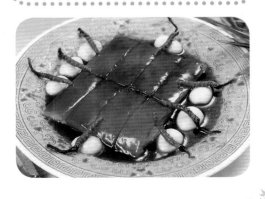

杜仲

❖ 滋补肝肾强筋骨

别　　　名	思仲、思仙、木绵、石思仙、丝连皮、玉丝皮。
性味归经	味甘，性温；归肝、肾经。
用法用量	内服：煎汤，6~15克；或浸酒；或入丸、散。

营养成分

杜仲胶、糖苷、维生素C、生物碱、果胶、脂肪酸、树脂、有机酸、酮糖、醛糖、绿原酸、钾。

保健原理

杜仲含有的杜仲绿原酸有兴奋垂体有持续增强肾上腺皮质功能的作用，可以助阳补肾，是一味能补肝肾、强筋骨之良药。

功用疗效

补肝肾，强筋骨，安胎。用于肾虚腰痛，筋骨无力，妊娠漏血，胎动不安，高血压。

适用人群

阳痿、尿频以及腰膝酸软、下肢无力者适用。高血压病患者适用。小儿麻痹症患者适用。孕妇需要安胎者适用。

注意事项

杜仲恶蛇皮、元参。阴虚火旺者慎服。

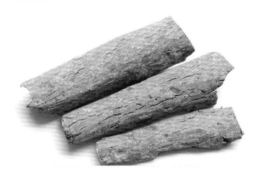

良方妙方

1. 肾阳虚衰所致的早泄：杜仲、肉苁蓉、覆盆子、五味子、怀牛膝、益智仁、当归各10克，熟地黄15克，菟丝子、枸杞子各12克，炒刺猬皮3克（另包，研末冲服）。水煎服。每日1剂，每日2次。15天为一个疗程。本方具有补精、温阳、固涩的功效。

2. 阳痿：杜仲、煅牡蛎、煅龙骨、生姜各15克，炙甘草、白芍、桂枝、大枣各10克，菟丝子30克。水煎服。每日1剂。本方温阳益肾，固精敛汗。

3. 高血压：杜仲、夏枯草各15克，红牛膝、水芹菜各9克，鱼鳅串30克。煎水服，每日3次。

养生食谱

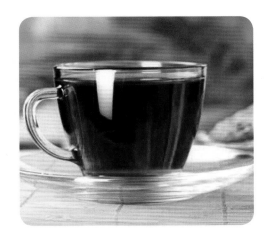

◆ 杜仲腰花

配　方：杜仲25克，猪腰200克，香芹50克，食用油适量。

做　法：

1.猪腰去臊洗净，切花刀码味上浆水备用；香芹洗净切丝，杜仲煎取浓汁备用。

2.锅中留底油煸香葱姜，入香芹、腰花、盐、味精、胡椒粉，烹料酒大火炒匀即可。

功　效：补肾壮腰。用于前列腺肥大，耳鸣，眩晕，尿频。

◆ 杜仲茶

配　方：杜仲（干）10克。

做　法：将杜仲冲洗干净，放入杯中，注入开水，加盖闷3～5分钟即可。

功　效：补肝益肾、强筋壮骨。对于肾阳虚引起的性欲减退、腰酸腿痛、乏力以及肝气虚引起的阴囊湿疹等有效。

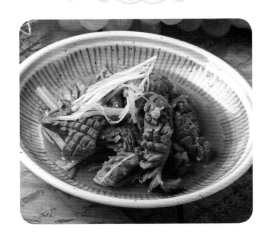

菟丝子

固精缩尿补肝肾

别　　　名	豆寄生、无根草、无娘藤、黄丝、黄丝藤、金黄丝子。
性味归经	味甘，性温；归肝、肾、脾经。
用法用量	内服：煎汤，6~15克；或入丸、散。

营养成分

树脂苷、糖类、黄酮、维生素 A 类、蒲公英黄质、叶黄素等。

保健原理

菟丝子含有树脂苷、糖类等，可提高人类精子的体外活动功能，并能促进睾丸及附睾的发育，具有促进全激素样作用。菟丝子所含黄酮可有效改善心脏的血流动力、增加冠脉血流量、减少冠脉阻力，使缺血心肌的供血量增加。

功用疗效

滋补肝肾，固精缩尿，安胎，明目，止泻。用于阳痿遗精，尿有余沥，遗尿尿频，腰膝酸软，目昏耳鸣，肾虚胎漏，胎动不安，脾肾虚泻。外治白癜风。

适用人群

阳痿、遗精、尿频、尿失禁、白浊及肾虚腰痛的人适用；不孕不育的人适用；脾虚腹泻的人适用；眼睛昏花者适用。

注意事项

菟丝子恶薏菌。阴虚火旺，大便燥结、小便短赤者不宜服。

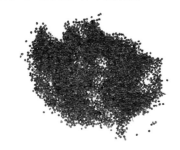

养生食谱

◆ 菟丝子杜仲炖赤肉

配　方：菟丝子 15 克，杜仲 12 克，赤肉 250 克。

做　法：菟丝子、杜仲洗净；赤肉切小块氽水，一起放入锅中加清水调味，烧开煮至赤肉软烂即可。

功　效：消食开胃，温脾止泻,强筋骨。

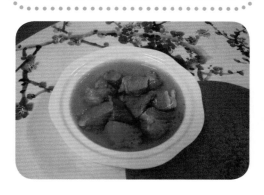

车前子

──❈─ 清热壮阳治脱精

别　　　名	猪耳朵穗子、车前实、凤眼前仁。
性味归经	味甘，性微寒；归肝、肾、肺、小肠经。
用法用量	内服：煎汤，5～15克，包煎；或入丸、散。

营养成分

脂肪油、月桃叶珊瑚苷、车前黏多糖 A、消旋 – 车前子苷、都桷子苷酸、车前子酸、琥珀酸、腺嘌呤、胆碱、β – 谷甾醇、维生素 B$_1$、维生素 A 等。

保健原理

车前子含较多量黏液质、桃叶珊瑚苷，并含车前子酸、胆碱、腺嘌呤、琥珀酸、树脂等。《日华子本草》："通小便淋涩，壮阳。治脱精，心烦，下气。"车前子对治疗男科病如阳痿、遗精有疗效。

功用疗效

清热利尿，渗湿通淋，明目，祛痰。用于水肿胀满，热淋涩痛，暑湿泄泻，目赤肿痛，痰热咳嗽。

适用人群

眼睛红赤、迎风流泪者适用。泌尿系统感染、小便不利、水肿者适用。夏天腹泻、痢疾患者适用。肺炎咳嗽者适用。

注意事项

车前子宜置通风干燥处，防潮。肾虚寒者忌用。

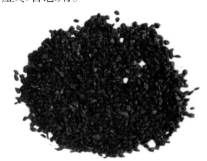

养生食谱

◆ 车前子马蹄小麦粥

配　方：车前子 10 克，马蹄 20 克，小麦 60 克，枸杞子 12 克，粳米 150 克。

做　法：车前子、马蹄洗净，马蹄切小粒，小麦洗好备用。锅中加水，放入车前子、马蹄、粳米、枸杞子、小麦，煲 30 分钟即可。

功　效：利水通淋、渗湿止泻、清热解毒、开胃健脾。

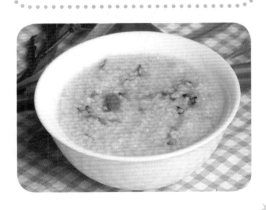

第三节　养血类中药材

制首乌

——补肝益肾益精血

别　　　名	制首乌、熟首乌。
性味归经	味苦、甘、涩，性温；归肝、心、肾经。
用法用量	每日 6 ～ 12 克。

营养成分

大黄素、大黄酚、大黄酸、大黄素甲醚、二苯乙烯苷、何首乌维生素C、卵磷脂、多种微量元素等。

保健原理

制首乌主要成分为大黄酚和大黄素，可以消除自由基对机体的损伤，延缓衰老和防止疾病的发生，有助于防治男性性功能早衰，改善早泄、阳痿等男科病症。

功用疗效

补肝肾，益精血，乌须发，强筋骨。用于血虚萎黄，眩晕耳鸣，须发早白，腰膝酸软，肢体麻木，崩漏带下，久疟体虚，高血脂。

适用人群

亚健康人群适用；脂肪肝、肥胖症患者适用；失眠患者适用；脱发、头发早白的人适用；患高血压、高血脂及高血糖的人适用；手足拘挛、视力不佳的人适用。

注意事项

制首乌应置干燥处，防蛀。大便溏泄及湿痰重者忌用。制首乌烹制时，忌用铁器，宜用砂制或陶制器皿。

良方妙方

1. 肝肾精血不足，眩晕耳鸣：制首乌、熟地黄各 25 克。沸水浸泡，代茶饮，或煎汤饮。本方名为首乌熟地饮，具有补肝肾、益精血的功效。

2. 肾不纳气所致的久咳不止、气喘不宁、神疲乏力、腰膝酸软：可用制首乌 15 克，配用灵芝、西洋参各 20 克，蛤蚧一对。日一剂，水煎两次，分两次温服。能益气固本，补益止咳。

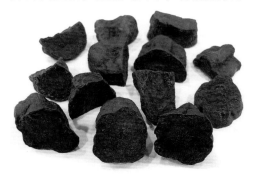

经典论述

《本草述》："治中风，头痛，行痹，鹤膝风，痫证，黄疸。"

养生食谱

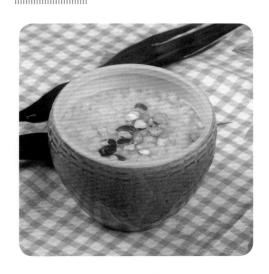

◆ 首乌鸽蛋

配　方：制何首乌 60 克，枸杞子 15 克，鸽蛋 150 克。

做　法：将制何首乌、枸杞子和鸽蛋加适量水同煮，蛋熟后捞出，冷却后去壳。将去壳鸡蛋再放入锅内煮片刻，去药渣。吃蛋饮汤。每日 1 次，连服 10 ~ 15 日。

功　效：滋阴补肾、养精明目。对于肾阴不足引起的阳痿、腰膝酸痛、遗精、小便频数等均有疗效。

◆ 何首乌鸡粒糯米粥

配　方：何首乌 3 片，鸡粒 50 克，糯米 150 克，姜丝 3 克。

做　法：糯米清洗后与泡软的何首乌片一同放入锅中，大火烧开转小火煮 25 分钟，加入鸡粒、姜丝再煮 5 分钟即可。

功　效：补肝肾、益精血、补肝益气。

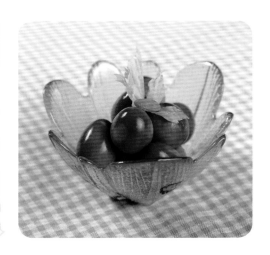

阿胶

补血养肝生肾精

别　　　名	驴皮胶、傅致胶、盆覆胶。
性味归经	味甘，性平；归肝、肺、肾经。
用法用量	内服：烊化兑服，5~10克；炒阿胶可入汤剂或丸、散。

营养成分

甘氨酸、脯氨酸、谷氨酸、丙氨酸、精氨酸、天冬氨酸、赖氨酸、苯丙氨酸、丝氨酸、组氨酸、钾、钠、钙、镁、铁、铜、锰、锌、银、钛等。

保健原理

《本经别录》载"丈夫小腹痛，虚劳羸瘦，阴气不源"。阿胶擅长补血养肝，故用阿胶补肝血以生肾精。临证时运用其治疗男性不育症、勃起功能障碍、血精等疾病，取得了满意疗效。

功用疗效

补血滋阴，润燥，止血。用于血虚萎黄，眩晕心悸，肌痿无力，心烦不眠，虚风内动，肺燥咳嗽，劳嗽咯血，吐血尿血，便血崩漏，妊娠胎漏。

适用人群

年老体弱、病后体虚、血虚者适用；患出血症、血小板减少症的人适用；因精血亏虚引起的性功能障碍者适用。

注意事项

作为一般滋补品，阿胶宜在饭前服用。服用阿胶前后 2 小时内，忌吃萝卜、大蒜、浓茶，否则会降低阿胶功效。阿胶忌油腻的食物，畏大黄。咳嗽痰多者慎用。

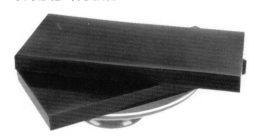

养生食谱

◆ 阿胶糯米粥

配　方：阿胶 15 克，川贝粉 8 克，糯米 150 克。

做　法：

1. 阿胶加温水蒸至熔化备用，糯米洗净备用。

2. 砂锅内加清水煮开，下糯米、川贝粉同煮至熟软黏稠放入阿胶水调匀即可。

功　效：滋阴润燥、止咳平喘。

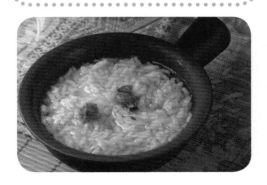

当归

─✦─ 补血活血兼益气

别　　　名	干归、云归、岷当归、马尾当归、马尾归、秦哪、西当归。
性味归经	味甘、辛，性温；归肝、心、脾经。
用法用量	内服：煎汤，6~12克；或入丸、散；或浸酒；或敷膏。

营养成分

挥发油、蔗糖、维生素 B_{12}、维生素 A 类物质、油酸、亚油酸、谷甾醇、亚叶酸、凝胶因子、生物素等。

保健原理

当归有益气补血活血的功效，对肾病所引起的眩晕、贫血症状，有较好的治疗作用。

功用疗效

补血活血，调经止痛，润肠通便。用于血虚萎黄，眩晕心悸，月经不调，经闭痛经，虚寒腹痛，肠燥便秘，风湿痹痛，跌扑损伤，痈疽疮疡。酒当归活血通经，用于经闭痛经，风湿痹痛，跌扑损伤。

适用人群

身体免疫力低下、眩晕心悸、贫血患者适用；虚寒腹痛、便秘者适用；风湿痹痛者适用；跌打损伤、疮疡患者适用；癌症患者适用。

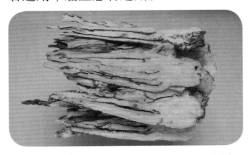

养生食谱

◆ 当归乌鸡汤

配　　方：乌骨鸡肉 250 克，盐 5 克，味精 3 克，酱油 2 毫升，当归 20 克，田七 8 克。

做　　法：

1. 把当归、田七用水洗干净，然后用刀剁碎。

2. 把乌骨鸡肉用水洗干净，剁成块，放入开水中煮 5 分钟，再取出过冷水。

3. 把所有的材料放入炖锅中，加水，慢火炖 3 小时，最后调味即可。

功　　效：散瘀消肿、止血活血、止痛行气。

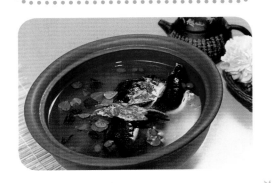

熟地黄

❖ 益精填髓补肾阴

别　　　名	熟地。
性味归经	味甘，性微温；归肝、肾经。
用法用量	内服：煎汤，10~30克；或入丸散；或熬膏，或浸酒。

营养成分

氨基酸、单糖、益母草苷、桃叶珊瑚苷、梓醇、地黄苷、地黄素、焦地黄素、焦地黄内酯、地黄苦苷元、脂肪酸。

保健原理

熟地黄品质润入肾，善滋补肾阴，填精益髓，为补肾阴之要药。古人谓之"大补五脏真阴""大补真水"。常与山药、山茱萸等同用，治疗肝肾阴虚、腰膝酸软、遗精、盗汗、耳鸣、耳聋及消渴等；亦可与知母、黄柏、龟甲等同用治疗阴虚骨蒸潮热，如大补阴丸（《丹溪心法》）。

功用疗效

滋阴补血，益精填髓。用于肝肾阴虚，腰膝酸软，骨蒸潮热，盗汗遗精，内热消渴，血虚萎黄，心悸怔忡，月经不调，崩漏下血，眩晕，耳鸣，须发早白。

适用人群

肾性高血压、头晕耳鸣及腰膝酸软者适用；糖尿病、口干口渴者适用；慢性肝炎患者适用；患遗精者适用。

注意事项

熟地黄勿犯铁器。忌萝卜、葱白、韭白、薤白。脾胃虚弱、气滞痰多、腹满便溏者忌服。

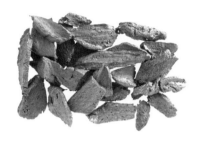

养生食谱

◆ 地黄炒鸡心

配　方：地黄12克，鸡心200克，红椒50克，食用油适量。

做　法：地黄煎取浓汁调盐、味精加荬粉搅匀备用，锅底油煸香葱姜红椒，下入鸡心爆炒至熟，烹荬汁炒匀即可。

功　效：补血滋阴。

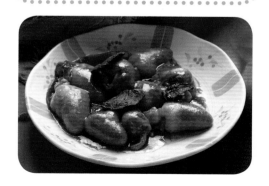

桑椹

——补血滋阴益肝肾

别　　　名　桑实、乌葚、文武实、黑葚、桑枣、桑椹子。

性味归经　味甘，性寒；归心、肝、肾经。

用法用量　内服：煎汤，10~15克；或熬膏、浸酒、生啖；或入丸、散。

营养成分

葡萄糖、鞣酸、苹果酸、维生素 B_1、维生素 B_2、维生素 C、胡萝卜素、脂肪酸、钙等。

保健原理

桑椹含有丰富的活性蛋白、维生素等成分，对于阴血不足而致的耳鸣、腰膝酸软的肾病患者有一定的作用。

功用疗效

补血滋阴，生津润燥。用于眩晕耳鸣，心悸失眠，须发早白，津伤口渴，内热消渴，血虚便秘。

适用人群

免疫力低下、须发早白、腰膝酸软的人适用；大便干结、消渴口干的人适用；头晕目眩、耳鸣心悸、烦躁失眠的人适用。

注意事项

桑椹不可多食久服，否则易致鼻出血。脾胃虚寒腹泻的人勿服，孕妇忌用，小儿不宜服用。

良方妙方

须发早白，眼目昏花，遗精：桑椹子30克，枸杞子18克。水煎服，每日1次。

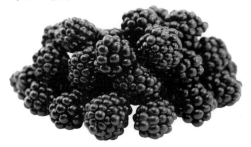

养生食谱

◆ 桑椹烩鸡球

配　方：桑椹25克，仔鸡肉200克，草菇30克，枸杞子6克。

做　法：仔鸡肉码味上浆滑熟，加清汤、桑椹、草菇、枸杞子、盐、鸡粉、味精、胡椒粉、勾芡即可。

功　效：补肾益精。

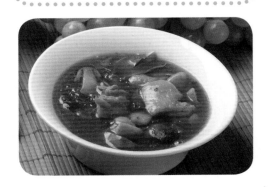

第四节　滋阴类中药材

麦冬

养阴生津润心肺

别　　　名	麦门冬、不死药、沿阶草、禹余粮。
性味归经	味甘、微苦，性微寒；归心、肺、胃经。
用法用量	内服：煎汤，6~15克；或入丸、散、膏。

营养成分

氨基酸、维生素 A、葡萄糖、β-谷甾醇、甾体皂苷等。

保健原理

麦冬含多种皂苷以及麦冬黄酮等，能增强垂体肾上腺皮质系统功能，可提高机体适应能力，常用于糖尿病的辅助治疗，是男性保健佳品。

功用疗效

滋阴润肺，益胃生津，清心除烦。用于肺燥干咳，虚痨咳嗽，津伤口渴，心烦失眠，内热消渴，肠燥便秘，咽白喉。

适用人群

肺燥咳嗽的患者适用；血热妄行及便秘者适用；失眠健忘、神经衰弱者适用；口干舌燥、消渴以及咽喉疼痛者适用。

注意事项

麦冬恶款冬、苦瓠，畏苦参、青蘘；忌与木耳、鲫鱼同食。脾胃虚寒泄泻的人、风寒咳嗽者忌用。

良方妙方

1.肝经湿热阴挺型阳痿：酒炒龙胆草、天冬、麦冬、甘草、黄连、栀子、知母各 3 克，黄芩、柴胡各 1.5 克，五味子 0.9 克。水煎，热服。

2.精子不液化症：生薏苡仁 30 克，滑石 20 ~ 30 克，麦冬 15 克，虎杖 12 克，生地黄、女贞子、茯苓各 10 克。水煎服。

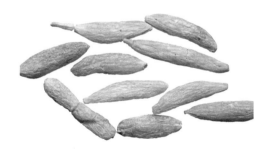

经典论述

1.《神农本草经》："主心腹结气，伤中伤饱，胃络脉绝，羸瘦短气。"

2.《药性论》："治热毒，止烦渴，主大水面目肢节浮肿，下水。治肺痿吐脓，主泄精。"

养生食谱

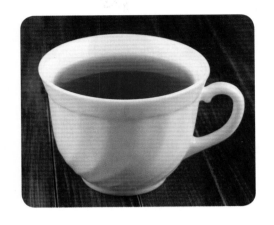

◆ 麦冬茶

配　方：麦冬 5 ~ 8 片，绿茶适量。

做　法：在杯中放入麦冬、绿茶及适量沸水，闷泡 10 分钟即可。

功　效：疏肝养阴、清热消渴、补益气血。

◆ 沙参麦冬茶

配　方：沙参 8 克，麦冬、桑叶各 6 克，蜂蜜适量。

做　法：

1. 将沙参、麦冬、桑叶研成粗末。

2. 将药末放入杯中，用沸水冲泡 15 分钟后，加入蜂蜜，即可饮用。

3. 每日 1 剂，代茶频饮。

功　效：润肺清燥、祛热止渴。

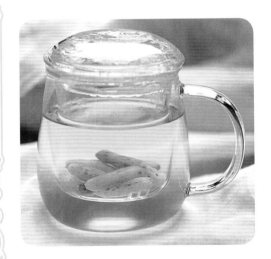

枸杞子

双向调节免疫功能

别　　　名	狗奶子、苟起子、枸杞豆、血杞子、津枸杞、枸杞红实、红耳坠。
性 味 归 经	味甘,性平;归肝、肾经。
用 法 用 量	内服:煎汤,5~15克;或入丸、散、膏、酒剂。

营养成分

氨基酸、枸杞子多糖、胡萝卜素、硫胺素、维生素 B_2、烟酸、维生素 C、甜菜碱、玉蜀黍黄质、酸浆果红素、隐黄质、东莨菪素等。

保健原理

枸杞子富含 B 族维生素、维生素 E、卵磷脂及锌元素,有调节自主神经和免疫系统功能、降低胆固醇、防止动脉硬化、促进雄激素分泌、改善阴茎供血的作用,坚持食用能改善阴茎勃起力量。

功用疗效

滋补肝肾,益精明目。用于虚劳精亏,腰膝酸痛,眩晕耳鸣,内热消渴,血虚萎黄,目昏不明。

适用人群

中老年人及体质差者适用;肝肾阴虚证,腰膝酸软、头晕目眩、视物不清、白内障、夜盲症以及耳鸣耳聋者适用。

注意事项

枸杞子置阴凉干燥处,防闷热,防潮,防蛀。外邪实热,脾虚有湿及泄泻者忌服。

良方妙方

1. 肾虚遗精:菟丝子 18 克,沙苑子 15 克,枸杞子、夜交藤各 12 克,骨碎补、炒杜仲各 9 克。上药加水煎服,每日 1 剂,分 3 次服用。

2. 阳痿:每次取鸽子蛋 3 枚,清水煮熟后去壳,加枸杞子 15 克,煮沸 15 分钟即成,饮汤食蛋。每周可服 3 ~ 5 次。也适用于肾虚阳痿,伴有腰膝酸软、视物模糊、须发早白、记忆力减退者。

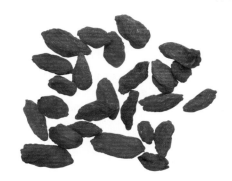

经典论述

1.《本草纲目》:"滋肾,润肺,明目。"

2.《药性论》:"能补益精诸不足,易颜色,变白,明目,安神。"

养生食谱

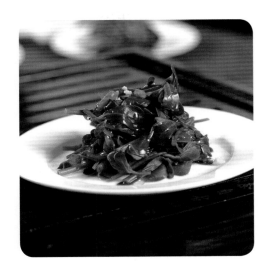

◆ 枸杞粳米粥

配　方：枸杞子 15 克，粳米 100 克，白糖 20 克。

做　法：

1. 将枸杞子、粳米洗净备用；

2. 锅中放水 600 毫升，开锅后加粳米文火煮 15 分钟后加枸杞子、白糖，煮至黏稠即可。

功　效：滋阴健胃、明目益精。

◆ 枸杞马齿苋

配　方：马齿苋 200 克，枸杞子 10 克，盐、味精、香油、蒜茸各 1 克。

做　法：

1. 将马齿苋去根洗净，用盐水轻烫下放入容器中。

2. 加枸杞子、盐、味精、香油、蒜茸拌匀即可。

功　效：清毒杀菌。

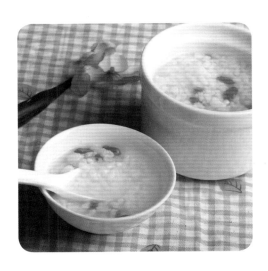

黄精

补气养阴益肾精

别　　　名	老虎姜、鸡头参、鸡头黄精、野生姜、野仙姜、山生姜、鹿竹。
性味归经	味甘，性平；归脾、肺、肾经。
用法用量	内服：煎汤，9～15克；或入丸、散熬膏。

营养成分

烟酸、黏液质、淀粉、黄精多糖、天门冬氨酸、高丝氨酸、二氨基丁酸等。

保健原理

黄精含生物碱、淀粉等成分，对抗酸菌有抑制作用，不仅能缓解男性养阴潮湿，而且还能改善健康状况，对疱疹病毒也有一定的抑制作用。黄精甘温入肾，能补肾涩精止遗，为治疗肾虚、精关不固所致的遗精、滑精之常用药。

功用疗效

补气养阴，健脾，润肺，益肾。用于脾胃虚弱，体倦乏力，口干食少，肺虚燥咳，精血不足，内热消渴。

适用人群

肾虚精亏、腰虚酸软、须发早白及消渴的人适用；阴虚肺咳者适用；脾胃虚弱、口干食少、倦怠乏力者适用。

注意事项

黄精味苦者不可药用；忌梅实；忌酸、冷食物。中寒泄泻、痰湿痞满气滞者忌服。

良方妙方

补精气：枸杞子（冬采者佳）、黄精各等分，分别为细末，混合在一起，捣成块，捏作饼子，干复捣为末，炼蜜为丸，如梧桐子大。每服50丸，空腹以温水送下。本方名为枸杞丸，出自《奇效良方》。

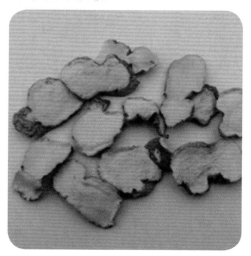

经典论述

1.《本草纲目》："补诸虚，止寒热，填精髓，下三尸虫。"

2.《名医别录》："主补中益气，除风湿，安五脏。"

3.《本草从新》："平补气血而润。"

养生食谱
||||||||||||||||||||

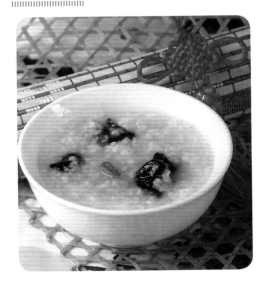

◆ 黄精烧鹿肉

配　方：黄精9克，鹿肉250克，口蘑50克，胡萝卜50克。葱、姜、炸蒜子、八角、鸡汤、食用油各适量。

做　法：鹿肉飞水，以热油下葱、姜、炸蒜子、八角一同炒香，加鸡汤炖至肉熟放口蘑、胡萝卜，再炖15分钟即可。

功　效：壮阳益精。

◆ 黄精糯米粥

配　方：黄精10克，糯米150克，水适量。

做　法：黄精洗净切片，锅中水开后放入黄精煮10分钟后取出，再放入糯米熬制成粥即可。

功　效：健脾益胃、补气养阴。

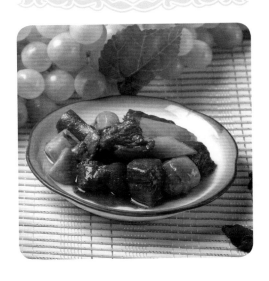

玉竹

养阴润燥兼护肾

别　　　名	葳蕤、玉参、尾参、小笔管菜、甜草根、靠山竹。
性味归经	味甘，性微寒；归肺、胃经。
用法用量	内服：煎汤，6~12克；熬膏、浸酒或入丸、散。

营养成分

维生素 A、甾苷、玉竹黏液质等。

保健原理

现代研究发现玉竹具有抗氧化作用，可以调节免疫功能、清除自由基，从而减轻机体组织因此受到的损伤，也可增强肾病患者的抵抗能力。

功用疗效

养阴润燥，生津止渴。用于肺胃阴伤，燥热咳嗽，咽干口渴，内热消渴。

适用人群

体质虚弱、免疫力低下的人适用；阴虚燥热、食欲不振的人适用；肥胖者适用。

注意事项

玉竹畏咸卤。痰湿气滞者禁服，脾虚便溏者慎服。

良方妙方

1. 肢体酸软，自汗，盗汗：玉竹 25 克，丹参 12 克。水煎服。

2. 小便不畅，小便疼痛：玉竹 30 克，芭蕉 120 克。上药水煎取汁，冲入滑石粉 10 克。分 3 次饭前服用。

3. 贫血萎黄，气阴两伤，病后体弱：玉竹、何首乌、黄精、桑椹子各 10 克，水煎服。

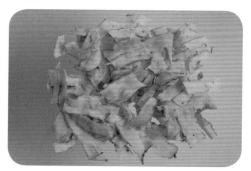

经典论述

1.《本草纲目》："主风温自汗灼热，及劳疟寒热，脾胃虚乏，男子小便频数，失精，一切虚损。"

2.《神农本草经》："主中风暴热，不能动摇，跌筋结肉，诸不足。久服去面黑，好颜色，润泽。"

养生食谱

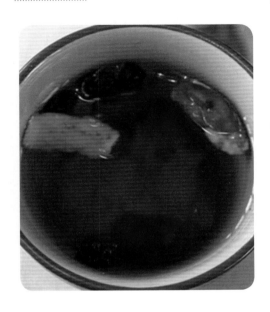

◆ 玉竹山药炖乌鸡

配　方：玉竹 12 克，草菇 35 克，乌鸡 1 只（约 500 克），猪油、葱、姜、料酒、盐、胡椒粉、水各适量。

做　法：

1. 玉竹洗净，草菇飞水备用，乌鸡洗净剁块飞水备用。

2. 将乌鸡、玉竹放入锅中加葱、姜、料酒、盐、胡椒粉、水适量、猪油，用大火烧沸，小火炖 1 小时即可。

功　效：滋阴润肺、温中益气。

◆ 玉竹桑椹茶

配　方：玉竹、桑椹各 12 克，红枣 2 枚。

做　法：将上述材料一起放入杯中，倒入沸水，盖盖子闷泡约 15 分钟后饮用。

功　效：滋阴养血、益气安神。

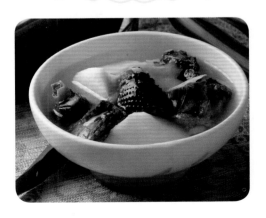

女贞子

❀ 滋补肾阴健腰膝

别　　　名	爆格蚤、冬青子、女贞实、爆格蚤、白蜡树子、鼠梓子。
性味归经	味甘、苦，性凉；归肝、肾经。
用法用量	内服：煎汤，6~15克；或入丸剂。

营养成分

女贞子苷、洋橄榄苦苷、齐墩果酸、葡萄糖苷、桦木醇、磷脂酰胆碱、钾、钙、镁、钠、锌、铁、锰、铜、镍、铬等。

保健原理

女贞子具有滋补肾阴、强健腰膝等功效，可用于治疗肾病患者阴虚内热、头晕目花、耳鸣、腰膝酸软、须发早白等症状。

功用疗效

滋补肝肾，明目乌发。用于眩晕耳鸣，腰膝酸软，须发早白，目暗不明。

适用人群

肝肾阴虚、腰酸耳鸣、须发早白的人适用；眼目昏花、视物不明的人适用；阴虚发热、胃病患者适用；痛风、高尿酸血症患者适用；冠心病、高脂血症、高血压、慢性肝炎患者适用；

大便虚秘的老年人适用。

注意事项

女贞子应置干燥处存放，防潮、防蛀。脾胃虚寒泄泻及阳虚者忌服。

良方妙方

腰痛遗精：用女贞子、金樱子、芡实各15克，旱莲草12克，水煎服。

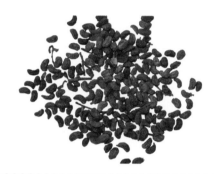

养生食谱

◆ 女贞子脊骨汤

配　　方：猪脊骨250克，女贞子20克，杜仲15克，盐适量。

做　　法：将猪脊骨洗净，同女贞子、杜仲一同放砂锅中，加适量清水，炖约1小时，加盐调味即可。

功　　效：滋补肾阴、填补精髓。

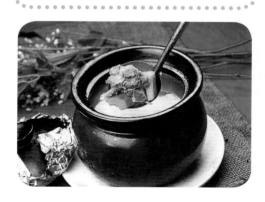

第五节 固精缩尿类中药材

山茱萸

——平补阴阳之要药

别 名	山萸肉、萸肉、枣皮、药枣、蜀枣、魁实、鸡足。
性味归经	味酸、涩，性微温；归肝、肾经。
用法用量	内服：煎汤，5~10克；或入丸、散。

营养成分

山茱萸苷、番木鳖苷、皂苷、鞣质、维生素 A 样物质、没食子酸、苹果酸、酒石酸等。

保健原理

山茱萸有补益肝肾、涩精固脱的功效，对治疗肝肾亏损所致的晕眩耳鸣、腰酸等症及由于肾阴不足所致的遗精、尿频等症有明显疗效。

功用疗效

补益肝肾，涩精固脱。用于眩晕耳鸣，腰膝酸痛，阳痿遗精，遗尿尿频，崩漏带下，大汗虚脱，内热消渴。

适用人群

肝肾不足，腰膝酸软、耳鸣、眼目昏花的人适用；遗精、阳痿、尿频以及血崩患者适用；肝虚自汗的人适用；五更泻患者适用。

注意事项

山茱萸恶桔梗、防风、防己。强阳不痿的人忌服。体内素有湿热、小便淋涩者忌服。

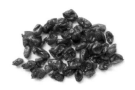

养生食谱

◆ 萸肉蒸鸡

配 方：山萸肉 20 克，鸡 1 只，淮山药 30 克，葱、姜适量。

做 法：山萸肉去核洗净，鸡去净内脏洗净，加入盐、味、料酒、酱油、五香粉、糖、葱姜，抓匀腌渍 30 分钟，然后在鸡肚子里加山萸肉、山药，上笼置于武火蒸 45 分钟，鸡肉软烂即可食用。

功 效：补益肝肾、温中益气、补精添髓。

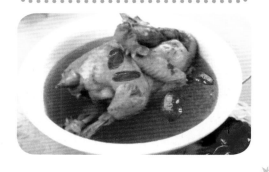

芡实

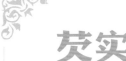

益肾固精治遗滑

别　　　名	鸡头米、鸡头苞、鸡头果、鸡头实、卵菱、鸡瘫、鸡头、雁头、乌头。
性味归经	味甘、涩，性平；归脾、肾经。
用法用量	内服：煎汤，15～25克；或入丸、散。

营养成分

蛋白质、碳水化合物、钙、磷、铁、维生素 B_1、维生素 B_2、烟酸、维生素 C、胡萝卜素等。

保健原理

芡实益肾而长于收涩，能固下元，故可涩精缩尿，用治梦遗滑精、小便失禁等症，常与金樱子、桑螵蛸、菟丝子等配伍同用。

功用疗效

益肾固精，补脾止泻，祛湿止带。用于梦遗滑精、遗尿尿频、脾虚久泻、白浊、带下。

适用人群

白带多、肾亏腰脊背酸的妇女适用；体虚尿多的儿童、小便频繁的老人适用；遗精早泄、慢性腹泻、慢性肠炎的患者适用。

注意事项

芡实宜用慢火炖煮至烂熟，细嚼慢咽，一次不要吃太多。分娩后妇女忌食。大小便不利者禁服。食滞不化者慎服。

经典论述

《本草纲目》："止渴益肾。治小便不禁，遗精，白浊，带下。"

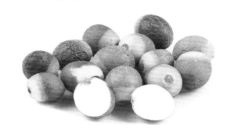

养生食谱

◆ 芡实糯米粥

配　　方：芡实 30 克，鲜白果 7 颗，糯米 120 克。

做　　法：芡实洗净浸泡 10 小时，白果去外衣切片，糯米洗净备用，砂锅加水煮开后放糯米，芡实白果熬至黏稠且熟烂即可。

功　　效：固肾涩精、敛肺止咳。

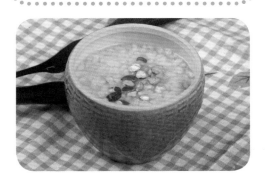

覆盆子

·补肾缩尿填精髓

别　　　名　覆盆、乌藨子、小托盘、山泡、笋藨子。

性 味 归 经　味甘、酸，性温；归肾、膀胱经。

用 法 用 量　内服：煎汤，5 ~ 10克；或入丸、散，亦可浸酒或熬膏。

营养成分

氨基酸、糖类、维生素 C、食子酸、β－谷甾醇、覆盆子酸等。

保健原理

覆盆子油属于不饱和脂肪酸，可促进荷尔蒙的分泌，有补肾填精髓的作用，可以帮助精子增加活跃度。药理研究发现 40 岁以上的男性如果经常食用覆盆子，精子的受损程度可以降低 20%。

功用疗效

益肾，固精，缩尿。用于肾虚遗尿，小便频数，阳痿早泄，遗精滑精。

适用人群

阳痿、遗精、不孕不育以及小便频繁者适用。肝肾亏损、视物不明的人适用。

注意事项

覆盆子置干燥处保存。用覆盆子泡茶时，不宜搭配其他花茶。肾虚有火，小便短涩者慎服；孕妇不宜使用。

良方妙方

阳事不起：覆盆子，酒浸，焙研为末。每日早晨，以酒送服 9 克药末。本方出自《濒湖集简方》。

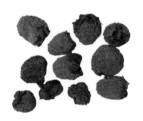

养生食谱

◆ 覆盆子炒腰花

配　　方：覆盆子 12 克，木耳 10 克，冬笋片 35 克，猪腰 200 克。

做　　法：猪腰去腰臊切麦穗花刀飞水备用，覆盆子煎取浓汁，调盐、味精、料酒、胡椒粉、欠粉备用，锅中油烧热煸香葱姜，下冬笋片、木耳、腰花入欠汁炒匀即可。

功　　效：益肾补精。

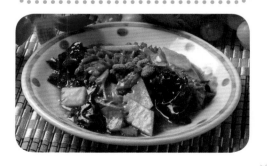

白果

补肾固涩缩小便

别　　　名　鸭脚子、灵眼、佛指甲、佛指柑。

性味归经　味甘、苦、涩；性平；归肺、肾经。

用法用量　内服：煎汤，3~9克；或捣汁。外用：适量，捣敷；或切片涂。

营养成分

蛋白质、脂肪、钙、磷、铁、胡萝卜素、维生素 B_2、氨基酸、银杏黄素、腰果酸、白果二酚等。

保健原理

白果营养丰富，香甜细软，滋味极佳，可以食用。但因"性温有小毒，多食令人腹胀"，所以不可多吃。白果有润肺平喘、行血利尿等功效，是中医主治结核、哮喘病、遗精、浊带、小便频数等病症的良药。

功用疗效

敛肺定喘，止带浊，缩小便。用于痰多喘咳，带下白浊，遗尿尿频。

适用人群

慢性咳喘患者适用。肾气不固，有遗精、遗尿症状的人适用。

注意事项

白果有毒，生食或炒食过量可致中毒，其中以小儿中毒较常见。忌与鳗鲡鱼同食。有实邪者忌服。小儿慎食。

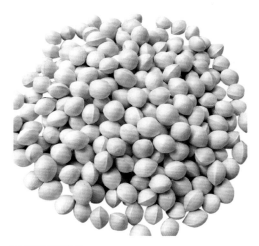

良方妙方

遗精过多：银杏果 10 枚，带壳炒熟后取仁食用，每日两次，连服两周。

养生食谱

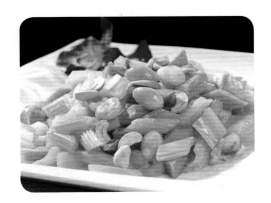

◆ 白果炒百合

配　方：白果 150 克，百合 150 克，西芹 50 克，盐、白砂糖、淀粉、鸡精、花生油各适量。

做　法：

1. 洗净百合。

2. 西芹洗净，切段后再顺切成条。

3. 锅置火上倒花生油，待油热后放入白果炒热，加入西芹、白砂糖、精盐、高汤、百合、鸡精，用水淀粉勾芡即可食用。

功　效：润肺止咳、抗菌消炎，提高机体免疫力。

◆ 白果银耳羹

配　方：白果仁 30 克，川贝 6 克，银耳 30 克，冰糖 20 克。

做　法：

1. 白果仁用沸水煮 10 分钟去外衣备用。

2. 银耳温水泡发，去根和杂质。

3. 将白果、银耳、川贝一同放入砂锅内烧沸后小火炖 30 分钟即可。

功　效：滋阴固精、收敛除湿，对遗精、多痰、小便频数等症都有疗效。

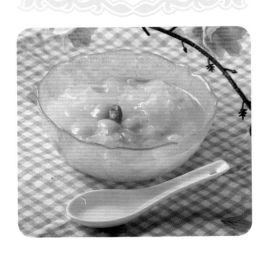

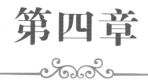

第四章

一穴制胜——
补肾强腰倍轻松

第一节　经穴理疗一点通

找准穴位的方法技巧

正确取穴对艾灸、拔罐、按摩、刮痧疗效的关系很大。因此，准确的选取俞穴，也就是俞穴的定位，一直为历代医家所重视。

骨度分寸法

骨度分寸法，始见于《灵枢·骨度》篇。是以骨节为主要标志测量周身各部的大小、长短，并依其比例折算尺寸作为定穴标准的方法。不论男女、老少、高矮、肥瘦都是一样。如腕横纹至肘横纹作12寸，也就是将这段距离划成12等分，取穴就以它作为折算的标准。常用的骨度分寸见下页表。

手指比量法

以患者手指为标准来定取穴位的方法。由于生长相关律的缘故，人类机体的各个局部间是相互关联的。由于选取的手指不同，节段亦不同，手指比量法可分作以下几种。

中指同身寸法：是以患者的中指中节屈曲时内侧两端纹头之间作为1寸，可用于四肢部取穴的直寸和背部取穴的横寸。

拇指同身寸法：是以患者拇指指关节的横度作为1寸，亦适用于四肢部的直寸取穴。

横指同身寸法：亦名"一夫法"，是令患者将食指、中指、无名指和小指并拢，以中指中节横纹处为准，四指横量作为3寸。

自然标志取穴法

根据人体表面所具特征的部位作为标志定取穴位的方法，称为自然标志定位法。人体的自然标志有两种。

固定标志法：以人体表面固定不移、有明显特征的部位作为取穴标志的方法。如人的五官、爪甲、乳头、肚脐等作为取穴的标志。

活动标志法：依据人体某局部活动后出现的隆起、凹陷、孔隙、皱纹等作为取穴标志的方法，如曲池屈肘。

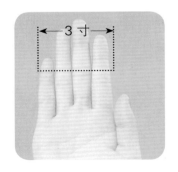

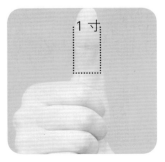

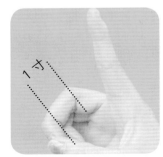

常用骨度分寸表

分部	起止点	常用骨度	度量法	说明
头部	前发际至后发际	12寸	直寸	如前后发际不明，从眉心量至大椎穴作18寸，眉心至前发际3寸，大椎穴至后发际3寸
	耳后两完骨（乳突）之间	9寸	横寸	用于量头部的横寸
胸腹部	天突至歧骨（胸剑联合）	9寸	直寸	胸部与肋部取穴直寸，一般根据肋骨计算，每一肋骨折作1寸6分（天突至璇玑可作1寸，璇玑至中庭，各穴间可作1寸6分计算）
	歧骨至脐中	8寸		
	脐中至横骨上廉（耻骨联合上缘）	5寸		
	两乳头之间	8寸	横寸	胸腹部取穴的横寸，可根据两乳头之间的距离折量。女性可用左右缺盆穴之间的宽度来代替两乳头之间的横寸
背腰部	大椎以下至尾骶	21椎	直寸	背部腧穴根据脊椎定穴。一般临床取穴，肩胛骨下角相当第7（胸）椎，髂嵴相当第16椎（第4腰椎棘突）
	两肩胛骨脊柱缘之间	6寸	横寸	
上肢部	腋前纹头（腋前皱襞）至肘横纹	9寸	直寸	用于手三阴、手三阳经的骨度分寸
	肘横纹至腕横纹	12寸		
侧胸部	腋以下至季胁	12寸	直寸	"季胁"指第11肋端下方
侧腹部	季胁以下至髀枢	9寸	直寸	"髀枢"指股骨大转子高点
下肢部	横骨上廉至内辅骨上廉（股骨内髁上缘）	18寸	直寸	用于足三阴经的骨度分寸
	内辅骨下廉（胫骨内髁下缘）至内踝高点	13寸		
	髀枢至膝中	19寸	直寸	用于足三阳经的骨度分寸；前面相当犊鼻穴，后面相当委中穴；臀横纹至膝中，作14寸折量
	臀横纹至膝中	14寸		
	膝中至外踝高点	16寸		
	外踝高点至足底	3寸		

按摩基本知识一点通

按摩是中华医学的瑰宝，在我国有着悠久的历史，凝结着我国劳动人民的智慧。按摩，也可称为推拿，是以我国传统的经络学说、穴位学说为基础，运用手部技法施于体表特定部位进而调节人体机能与病理状况，最终达到保健、治疗的目的。

按摩疗法的作用

◤ 疏通经络

《黄帝内经》里说："经络不通；病生于不仁，治之以按摩。"说明按摩有疏通经络的作用。如按揉足三里，推脾经可增加消化液的分泌功能等，从现代医学角度来看，按摩主要是通过刺激末梢神经，促进血液、淋巴循环及组织间的代谢过程，以协调各组织、器官间的功能，使机能的新陈代谢水平有所提高。

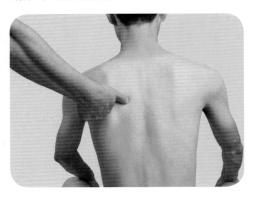

◤ 调和气血

明代养生家罗洪在《万寿仙书》里说："按摩法能疏通毛窍，能运旋荣卫。"这里的运旋荣卫，就是调和气血之意。因为按摩就是以柔软、轻和之力，循经络、按穴位，施术于人体，通过经络的传导来调节全身，借以调和营卫气血，增强机体健康。现代医学认为，推拿手法的机械刺激，通过将机械能转化为热能的综合作用，以提高局部组织的温度，促使毛细血管扩张，改善血液和淋巴循环，使血液黏滞性减低，降低周围血管阻力，减轻心脏负担，故可防治心血管疾病。

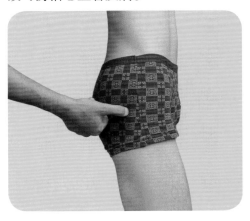

◤ 提高机体免疫能力

如小儿痢疾，经推拿症状减轻或消失；小儿肺部有干湿性啰音时，按揉小横纹、掌心横纹有效。有人曾在同龄组儿童中并列对照组进行保健推拿。经推拿的儿童组，发病率下降，身高、体重、食欲等皆高于对照组。以上临床实践及其他动物实验皆证明，推拿按摩具有抗炎、退热、提高免疫力的作用，可增强人体的抗病能力。也正是由于按摩能够疏通经络，使气血周流、保持机体的阴阳平衡，所以按摩后可感到肌肉放松、关节灵活，使人精神振奋，消除疲劳，对保证身体健康有重要作用。

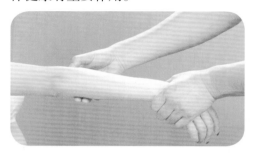

按摩的手法

▶ 按法

手法：用手指或手掌在身体某处或穴位上用力向下按压。按压的力度可浅到皮肉，可深达骨骼、关节和部分内脏处。操作时按压的力量要由轻而重，使患部有一定压迫感后，持续一段时间，再慢慢放松。也可以有节律的一按一松。这种按压法在操作时一定要注意按压的强度与频率，不可过重、过急，应富有弹性。按法在施术时根据不同部位、不同疾病及不同治疗目的，可分为拇指按、中指按、拳按、掌按、肘按。此外，尚有利用按摩工具按压等。

作用：按法是一种较强刺激的手法，有镇静止痛、开通闭塞、放松肌肉的作用。指按法适用于全身各部穴位；掌按法常用于腰背及下肢部；肘按法压力最大，多用于腰背、臀部和大腿部。

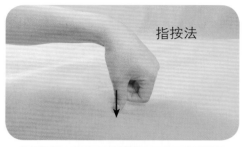

指按法

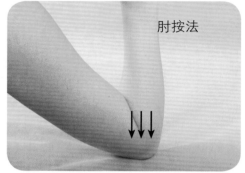

肘按法

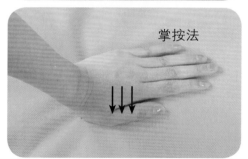

掌按法

▶ 推法

手法：用指、掌、肘部等着力于人体某一个部位或穴位，做前后、上下或左右的推动。推法在应用时所用的力量须由轻而重，根据不同部位决定用力大小。用力大时，作用达肌肉、内脏；用力小时，作用达皮下组织。一般频率50～150次／分，开始稍慢，逐渐加快。推法根据不同的部位和病情，可分为拇指推、手掌推、肘尖推、拳推。

作用：具有消积导滞、解痉镇痛、消瘀散结、通经理筋的功能，可提高肌肉兴奋性，促进血液循环。

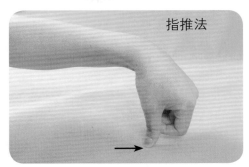

指推法

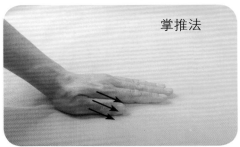

掌推法

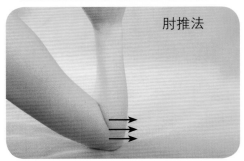

肘推法

↖ 揉法

手法：用手指或手掌面在身体某个部位做回旋揉动。揉法的作用力一般不大，仅达到皮下组织，但重揉时可以作用于肌肉。频率较慢，50～100次/分，一般是由轻到重，再至轻。此种手法较温和，多在疼痛部位或强手法刺激后使用。也可在放松肌肉、解除局部痉挛时用。操作时手指和手掌应紧贴皮肤，与皮肤之间不能移动。而皮下的组织被揉动，幅度可逐渐扩大。根据按揉的部位不同，可分为拇指揉、大鱼际揉、肘揉、掌揉等。

作用：本法轻柔缓和，刺激量小，适用于全身各部位，具有舒筋活络、活血化瘀、消积导滞、缓解肌痉挛、软化瘢痕的作用。

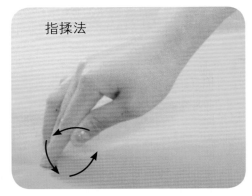

指揉法

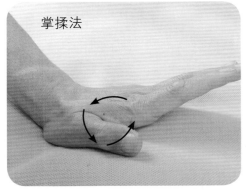

掌揉法

↖ 点法

手法：用指端、屈曲之指间关节或肘尖，集中力点，作用于施术部位或穴位上，称点法。操作时要求部位准确，力量深透。

作用：具有开通闭塞、活血止痛、解除痉挛、调整脏腑功能的作用，适用于全身各部位及穴位。

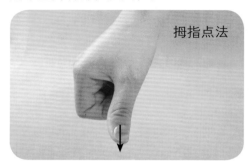

拇指点法

掐法

手法：是用拇指、中指或食指在身体某个部位或穴位上，做深入并持续的掐压。掐法刺激较强，常用于穴位刺激按摩。操作时用力须由小到大，使其作用由浅到深。掐法用在穴位时，会有强烈的酸胀感，称"得气"反应。掐法也可称为指针法，是以指代针的意思。另与掐法近似的一种指切法，是用一手或两手拇指做一排排轻巧而密集的掐压，边掐边向前推进。这一方法一般用于组织肿胀时，将其向前方推散，而使肿胀散开。

作用：刺激穴位、疏通经脉、消肿散瘀、镇静安神、开窍等。

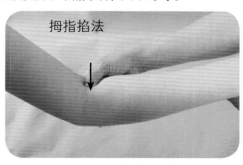

拇指掐法

擦法

手法：以手掌或大鱼际、小鱼际附着于一定部位，进行直线往返摩擦，称擦法。其作用力浅，仅作用于皮肤及皮下。频率较高，达100～200次/分。对皮肤反应要大，常要擦到皮肤发红，但不要擦破皮肤，故在操作时多用介质以润滑，防止皮肤受损。此法可单手操作，根据不同的部位有指擦和手掌擦。

作用：擦法的主要作用是益气养血、活血通络、加快血液循环、消肿止痛、祛风除湿、湿经散寒等。

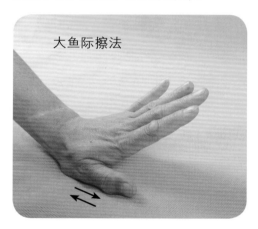

大鱼际擦法

摩法

手法：用手指或手掌在身体某一部位或穴位上，做皮肤表面顺、逆时针方向的回旋摩动。操作时指或掌不要紧贴皮肤，在皮肤表面做回旋性的摩动，作用力温和而浅，仅达皮肤与皮下。摩法的频率根据病情的需要而定，一般慢的30～60次/分，快的100～200次/分左右。此法多用单手摩，也可用双手摩。常用在按摩的开始，或疼痛较剧烈的部位及用强手法按摩后，使肌肉放松。摩法的转动方向一般是顺时针方向，根据不同部位有指摩、掌摩、掌根摩三种。

作用：摩法的主要作用是疏气活血、消肿止痛、消积导滞、健脾和胃、调补脏腑、增强皮肤弹性等。

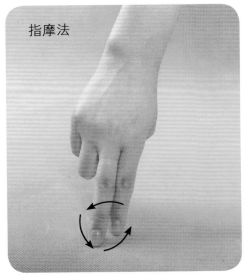

指摩法

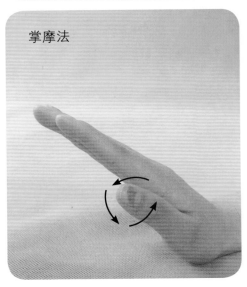

掌摩法

↖ 抹法

手法：用手指或手掌平伏按于按摩部位后，以均衡的压力抹向一边的一种手法。其作用力可浅在皮肤，深在肌肉。其强度不大，作用柔和。一般常用双手同时操作，也可单手操作。根据不同的部位有指抹、掌抹、理筋三种方法。抹法不同于推法，着力一般较推法为重，推法是单方向的移动，抹法则可根据不同的治疗位置任意往返移动。抹法的频率也较推法慢。

作用：本法具有开窍镇静、清醒头目、行气散血的作用，常用于头部、颈项部。适宜于颈椎病引起的头痛、头晕等症的治疗。

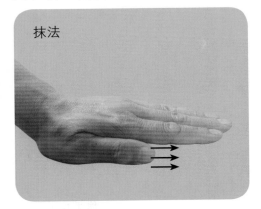

抹法

↖ 拍捶法

手法：用手指或手掌轻巧地拍打身体某一部位的方法，叫拍法。图28。用空心拳或拳侧面捶击身体某部位的方法为捶法。拍法着力较轻，多用于胸廓、背部及表浅的关节部位；捶法作用力较重，可达肌肉、关节与骨骼。捶法轻而缓慢的操作可使筋骨舒展；

重而快速的捶击可使肌肉兴奋。拍、捶在操作时要以腕发力，由轻而重，由慢而快，或一阵快、一阵慢交替操作。动作要协调、灵活，着力要有弹性。可单手操作，也可双手操作。根据病变部位不同而分别选用拍、捶的治疗方法。拍法可分为指拍、指背拍和掌拍。捶法可分为直拳捶、卧拳捶和侧拳锤。

作用：拍捶法的主要作用是行气活血，放松肌肉，祛风散寒，消除肌肉疲劳，缓解局部酸胀，适用于肩背、腰臀及下肢部。

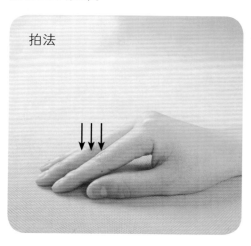

拍法

按摩手法的要求

↖ 持久：

操作手法要按规定的技术要求和操作规范持续作用，保持动作和力量的连贯性，并维持一定时间，以使手法的刺激积累而能产生良好的作用。

↖ 有力：

手法刺激必须具有一定的力度，

所谓的"力"不是指单纯的力量，而是一种功力或技巧力，这种力不是固定不变的，而是要根据对象、部位、手法性质以及季节变化而变化。

↖ 均匀：

手法动作的幅度、速度和力量必须保持一致，既平稳又有节奏。

↖ 柔和：

动作要稳、柔、灵活，用力要缓和，力度要适宜，使手法轻而不浮、重而不滞。

↖ 渗透：

手法作用于体表，其刺激能透达至深层的筋脉、骨肉甚至脏腑。应该指出的是持久、有力、均匀、柔和、渗透这五方面是相辅相成、密切相关的。持续运用的手法逐渐降低肌肉的张力，使手法功力能够逐渐渗透到组织深部；均匀协调的动作使手法更趋柔和；而力量与技巧的完美结合，则使手法既有力又柔和，达到"刚柔相济"的境界。只有这样，才能使手法具有良好的"渗透"作用。

按摩强度

根据患者的症状、体征、治疗部位以及耐受能力，选择适宜的按摩手法和按摩强度。

按摩开始时的手法需轻而柔和，逐渐增强到一定的强度，并维持一段时间后，再逐渐减轻强度。

拔罐基本知识一点通

拔罐法是以罐为工具，利用燃烧或抽气等排除罐内空气，造成负压，使罐吸附于施术部位，产生温热刺激并造成瘀血现象的一种疗法。将按摩和拔罐相结合，特别在拔罐前，根据病情先循经点穴和按摩，对于患疼痛剧烈的病症及软组织劳损或损伤引起疼痛的患者，治疗效果十分显著。

拔罐的方法

↖ 贴棉法

用1厘米左右的棉花一块，不用太厚，略浸酒精，贴在罐内壁中段或底部，点燃后罩于选定的部位上，即可吸住。此法也多用于侧向横拔，同样不可蘸太多酒精，以免灼伤皮肤。

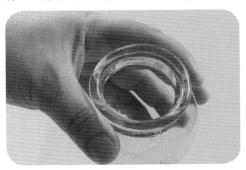

↖ 闪火法

用镊子夹酒精棉球点燃后，伸入罐内旋转一圈立即退出，再迅速将罐具扣在需拔穴位上。操作时要注意蘸酒精不要太多，避免火焰随酒精流溢而烫伤皮肤；火焰也不宜在罐内停留时间太长，以免罐具过热而烫伤皮肤。

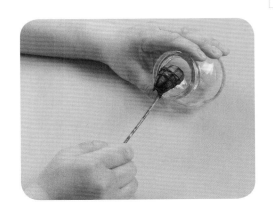

↖ 滴酒法

向罐子内壁中部滴1～2滴酒精，将罐子转动一周，使酒精均匀地附着于罐子的内壁上（不要沾罐口），然后用火柴将酒精燃着，将罐口朝下，迅速将罐子扣在选定的部位上。操作时要注意蘸酒精不要太多，避免火焰随酒精流溢烫伤皮肤。

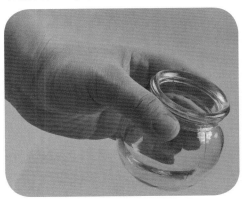

↖ 抽气法

先将青霉素、链霉素等废瓶磨成的抽气罐紧扣在需要拔罐的部位上，用注射器抽出瓶内空气，使其产生负压，即能吸住。或用抽气筒套在塑料杯罐活塞上，将空气抽出，即能吸着。

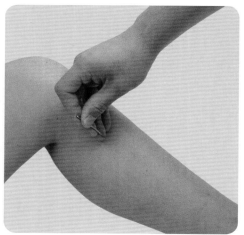

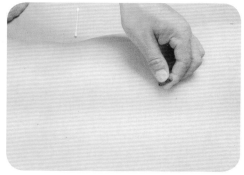

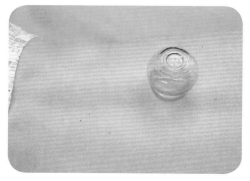

◤ 刺络拔罐法

此法又称为血罐法，是指刺络放血与拔罐配合应用的一种拔罐方法。先用三棱针、梅花针、七星针等，根据病变部位的大小、疾病情况、对出血量的要求，迅速点刺数下或十数下，轻者皮肤出现红晕即可，中度以微出血为度，重者以点状出血为度。然后迅即拔罐并留罐，留罐约 15 ~ 20 分钟。取罐后，用消毒棉球拭净血渍，罐内血块应清洗干净。此法在临床治疗中较常用，而且适用范围广，见效快，疗效好，具有开窍泄热、活血祛瘀、清热止痛、疏经通络等功能。凡属实证、热证者，如中风、昏迷、中暑、高热、头痛、咽喉痛、目赤肿痛、睑腺炎、急性腰扭伤、痈肿、丹毒等，皆可用此法治疗。此外，对重症、顽症及病情复杂的患者也非常适用，对各种慢性软组织损伤、神经性皮炎、皮肤瘙痒、神经衰弱、胃肠神经痛等疗效尤佳。

◤ 刮痧罐法

刮痧罐法是利用特定的工具，如牛角板、木梳背、瓷调羹等，在人体某一部位的皮肤上进行刮痧，使皮肤发红充血，呈现一块或一片紫红色的斑点，然后拔罐，从而防治疾病的一种疗法。此法可作为病变范围较窄的部位以及走罐法或多罐法受到限制时的补充方法。

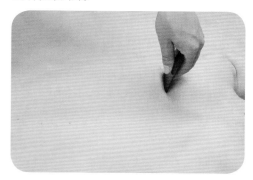

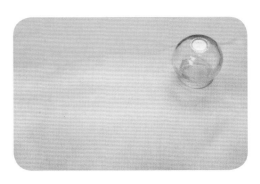

✏ 起罐的顺序及方法

起罐是拔罐疗法过程的最后一步操作。起罐的顺序和方法有一定的讲究，起罐后还需对拔罐部位进行适当的处理。起罐时，要遵循先拔先起、先上后下的原则，这样可防止发生头昏脑涨、恶心呕吐等现象。如胸或背部拔多个罐时，应先起最先拔下的罐，然后以此类推。

起罐时，一般先用一手夹住火罐，另一手拇指或食指从罐口旁边按压一下，使气体进入罐内，即可将罐取下。若罐吸附过强时，切不可用力猛拔，以免擦伤皮肤。

注意事项不可违

罐的消毒，一般采用75%的酒精棉球擦拭罐口、罐体，即可起到消毒作用。消毒后的罐可以用干棉球擦干，或者自然风干后使用。

点火的方法一般选用闪火法：一手拿点火棒，一手拿罐，把点火棒的酒精棉球（酒精量不能过多，防止点燃后酒精滴下）点燃，迅速伸入罐内，大约 1～3 秒后拿出；另一手将火罐轻放在需要拔罐的部位。点火时不能在罐口燃烧，以免造成罐口过烫。

拔罐时，一般应选择丰满、有弹性的部位。对于皮肤过敏、皮肤破损、肌肉瘦削、毛发过多的部位应慎用，孕妇应慎用。

选择适当的体位：一般采用卧位。一经拔上，不宜移动体位，以免火罐脱落。根据不同部位，选用大小合适的罐具。先在应拔部位比试，罐口与部位吻合，方可应用。

在使用多罐时，罐具排列的距离，一般不宜太近，否则因皮肤被罐具牵拉，会产生疼痛，同时因罐互相牵扯，也不易拔牢。在走罐时，不宜在皮肤瘦薄骨突出处推拉，以免损伤皮肤，或使火罐漏气脱落。

起罐时，手法宜轻缓，右手持罐，左手拇指或食指抵住罐边肌肉，按压一下，使气进入，吸力消失，火罐就会自然脱落。不可使劲硬拉或旋动，以免损伤皮肤。

起罐后，一般局部会出现红晕或紫绀色，这是正常现象，一般会在 1 星期内自行消退。如局部瘀血严重，则不宜原处再次拔罐。如留罐过长，皮肤起水泡。小的不必处理，会自行吸收，但需防止擦破；大的刺破后，用干棉球擦拭，也可以涂上些紫药水，防止感染。室内需要温暖，空气清新，拔罐时不宜吹风扇、空调以免着凉。

刮痧基本知识一点通

刮痧以中医经络腧穴理论为指导，通过特制的刮痧器具和相应的手法，蘸取一定的介质，在体表进行反复刮动、摩擦，使皮肤局部出现红色粟粒状或暗红色出血点等"出痧"变化，从而达到活血透痧的作用。还可配合针灸、拔罐、刺络放血等疗法使用，以加强活血化瘀、驱邪排毒的效果。因其简、便、廉、效的特点，临床应用广泛，适合医疗及家庭保健。

刮痧板的持法和用法

刮痧板是刮痧使用的工具，只有正确地使用刮痧板，才能起到保健治病的作用。刮痧板分为厚面、薄面和棱角。治疗疾病时多用薄面刮拭皮肤，保健多用厚面刮拭皮肤，关节附近穴位和需要点按穴位时多用棱角刮拭。操作时要掌握好"三度一向"，促使出痧，缩短刺激时间，控制刺激强度，减少局部疼痛的感觉。下面向大家详细介绍如何使用刮痧板。

↖ 持板方法

正确的持板方法是用手握着刮痧板，将刮痧板的长边横靠在手掌心部位，拇指及其他四个手指弯曲，分别握住刮痧板的两侧，刮痧时用手掌心部位施加向下的按压力。刮拭时应单方向刮，不要来回刮。身体平坦部位和凹陷部位的刮拭手法不同，持板的方法也有区别，下面会详细地介绍。

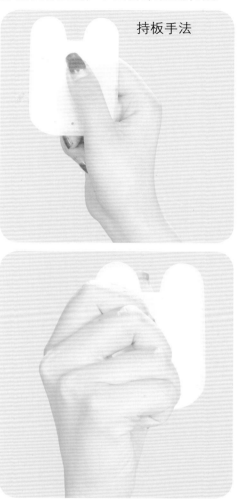

持板手法

↖ 面刮法

面刮法是刮痧最常用、最基本的刮拭方法。手持刮痧板，向刮拭的方向倾斜30°～60°，以45°应用最为广泛，根据部位的需要，将刮痧板的1/2长边或整个长边接触皮肤，自上而下或从内到外均匀地向同一方向直线刮拭。面刮法适用于身体比较平坦部位的经络和穴位。

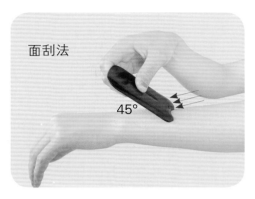

面刮法

45°

↖ 平刮法

操作方法与面刮法相似，只是刮痧板向刮拭的方向倾斜的角度小于15°，并且向下的渗透力比较大，刮拭速度缓慢。平刮法是诊断和刮拭疼痛区域的常用方法。

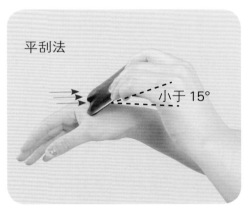

平刮法

小于 15°

↖ 推刮法

操作方法与面刮法相似，刮痧板向刮拭的方向倾斜的角度小于45°（面部刮痧小于 15°），刮拭的按压力大于平刮法，刮拭的速度也慢于平刮法，每次刮拭的长度要短。推刮法可以发现细小的阳性反应，是诊断和刮拭疼痛区域的常用方法。

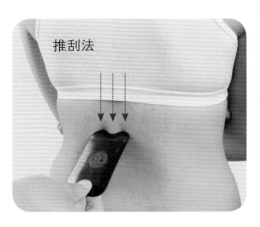

推刮法

↖ 单角刮法

用刮痧板的一个角部在穴位处自上而下刮拭，刮痧板向刮拭方向倾斜45°。这种刮拭方法多用于肩部肩贞穴，胸部膻中、中府、云门穴，颈部风池穴。

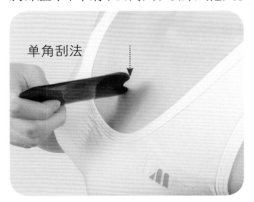

单角刮法

↖ 点按法

将刮痧板角部与穴位呈 90° 垂直，向下按压，由轻到重，逐渐加力，片刻后迅速抬起，使肌肉复原，多次重复，手法连贯。这种刮拭方法适用于无骨骼的软组织处和骨骼缝隙、凹陷部位，如人中、膝眼穴。

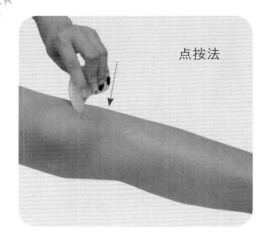

点按法

❧ 厉刮法

用刮痧板角部与穴区呈 90° 垂直，刮痧板始终不离皮肤，并施以一定的压力，作短距离（约 1 寸长）前后或左右摩擦刮拭。这种刮拭方法适用于头部全息穴区的诊断和治疗。

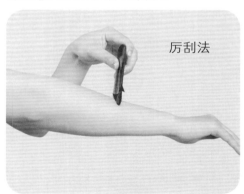

厉刮法

❧ 平面按揉法

用刮痧板角部的平面以小于 20° 按压在穴位上，做柔和、缓慢的旋转运动。刮痧板角部平面始终不离开所接触的皮肤，按揉压力应渗透至皮下组织或肌肉。这种刮拭方法常用于对脏腑有强壮作用的穴位，如合谷、足

三里、内关穴，以及对手足全息穴区、后颈、背腰部全息穴区中疼痛敏感点的诊断和治疗。

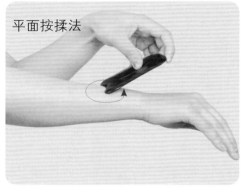

平面按揉法

❧ 垂直按揉法

垂直按揉法将刮痧板的边缘以 90° 按压在穴区上，刮痧板始终不离开所接触的皮肤，作柔和的慢速按揉。垂直按揉法适用于骨缝部穴位，以及第 2 掌骨桡侧全息穴区的诊断和治疗。

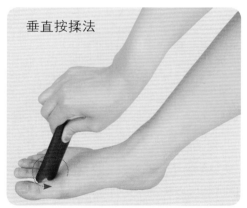

垂直按揉法

刮拭要领及技巧

❧ 按压力要适中

刮痧时除向刮拭方向用力外，更重要的是要有对肌肤向下的按压力。

因为经脉和全息穴区在人体有一定的深度，须使刮拭的作用力传导到深层组织，才有治疗作用。刮板作用力透及的深度应达到皮下组织或肌肉，如作用力大，可达到骨骼和内肌。刮痧最忌不使用按力，仅在皮肤表面摩擦，这种刮法，不但没有治疗效果，还会因反复摩擦，形成表皮水肿。但并不是按压力越大越好，人的体质、病情不同，治疗时按压力强度也不同。各部位的局部解剖结构不同，所能承受的压力强度也不相同，在骨骼凸起部位按压力应较其他部位适当减轻。力度大小可根据患者体质、病情及承受能力决定。正确的刮拭手法，应始终保持按压力。

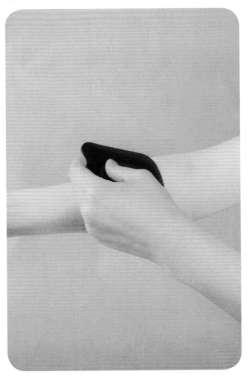

➤ 速度应均匀、平稳

刮拭速度决定舒适度及对组织的刺激强度。速度越慢疼痛越轻，刮拭速度过快会增加疼痛，也不一定能发现阳性反应，从而无法进行阳性反应诊断，更不能使刮痧的渗透力达到病所，产生刮痧疗效。正确的刮拭手法应慢速均匀，力度平稳。这样可以减轻疼痛，利于诊断和消除阳性反应，产生疗效。每次刮拭应速度均匀，力度平稳，切忌快速，或忽快忽慢、忽轻忽重、头轻尾重和头重尾轻。

➤ 点、面、线相结合

点即穴位，穴位是人体脏腑经络之气输注于体表的部位；面即指刮痧治疗时刮板边缘接触皮肤的部分，约有 1 寸宽。这个面，在经络来说是其皮部；在全息穴区来说，即为其穴区；线指经脉，是经络系统中的主干线，循行于体表并连及深部，约有 1 毫米宽。点、面、线相结合的刮拭方法，是在疏通经脉的同时，加强重点穴位的刺激，并掌握一定的刮拭宽度。因为刮拭的范围在经脉皮部的范围之内，经脉线就在皮部范围之下，刮拭有一定的宽度，便于准确地包含经络。而对全息穴区的刮拭，更是具有一定面积的区域。刮痧法，以疏通调整经络为主，重点穴位加强为辅。经络、穴位相比较，重在经络，刮拭时重点是找准经络，宁失其穴，不失其经。只要经络的位置准确，穴位就在其中，始终要重视经络整体疏通调节的效果。点、面、线相结合的方法是刮痧的特点，也是刮痧简便易学、疗效显著的原因之一。

◤ 刮拭长度要适宜

在刮拭经络时，应有一定的刮拭长度，约8～15厘米。如需要治疗的经脉较长，可分段刮拭。重点穴位的刮拭除凹陷部位外，也应有一定长度。一般以穴位为中心，上下总长度8～15厘米，在穴位处重点用力。在刮拭过程中，一般需一个部位刮拭完毕，再刮拭另一个部位。遇到病变反应较严重的经穴或穴区，刮拭反应较大时，为缓解疼痛，可先刮拭其他经穴处，让此处稍事休息后，再继续治疗。

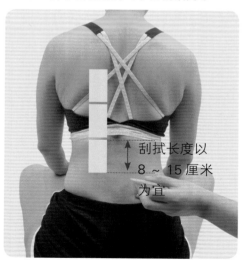

刮拭长度以8～15厘米为宜

艾灸基础知识一点通

灸法是将用艾绒为主要材料制成的艾炷或艾条点燃以后，在体表的一定部位熏灼，给人体以温热性刺激以防治疾病的一种疗法。艾灸疗法的适用范围十分广泛，在中国古代是主要治疗疾病的手段之一。用中医的话说，它有温阳补气、祛寒止痛、补虚固脱、温经通络、消瘀散结、补中益气的作用。广泛用于治疗内科、外科、妇科、儿科、五官科疾病，尤其对乳腺炎、前列腺炎、肩周炎、盆腔炎、颈椎病、糖尿病等。

艾灸具有养生保健的作用。用灸法预防疾病，在我国已有数千年的历史。《黄帝内经》"大风汗出，灸谚谙穴"，说的就是一种保健灸法。日本人须藤作等做过的灸法抗癌研究表明，艾灸可以使皮肤组织中潜在的抗癌作用得到活化，起到治癌抗癌的作用。近年来，随着人们对艾灸疗效独特性的认识，艾灸疗法重新得到了医学界重视，现代研究的步伐也在加快。现代的温灸疗法，并不直接接触皮肤，采用艾条悬灸、艾灸器温灸和药物温灸的方式来治疗疾病和保健养生，其疗效也大大提升，并具有使用方便，操作简单，不会烧灼皮肤产生疤痕的特点。艾灸正逐渐进入人们的生活，踏上现代健身保健的医学舞台，成了现代防病、治病、养生保健的一颗闪耀的明星。

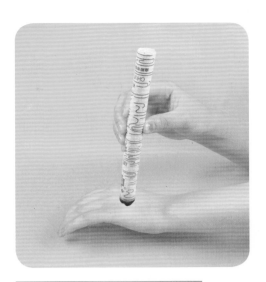

灸法的种类和操作方法

▶ 艾条温和灸

　　将艾条燃着的一端与施灸处的皮肤保持1厘米左右的距离，使患者局部温热而无灼痛。每穴灸15分钟左右，以皮肤出现红晕为度。对昏迷或局部知觉减退者，须随时注意局部温热程度，防止灼伤。现在市面上有各种灸疗架，可将艾条插在上面，固定施灸。这种灸法的特点是，温度较恒定和持续，可活血化瘀、温经通络，主要用于病痛的局部灸疗。

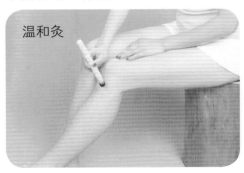

温和灸

▶ 艾条雀啄灸

　　将艾条点燃的一端对准穴位，似鸟雀啄米状，一上一下地进行艾灸。多随呼吸的节奏进行雀啄灸。一般可灸15分钟左右。这种灸法的特点是，温度突凉突温，对唤起腧穴和经络的功能有较强的作用，因此适用于灸治远端的病痛和内脏疾病。

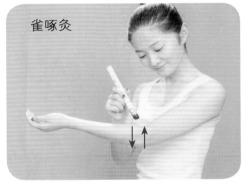

雀啄灸

▶ 艾条回旋灸

　　又称熨热灸。即将点燃的艾条一端接近施灸部位，距皮肤1厘米左右，平行往复回旋施灸。一般灸20～30分钟。这种灸法的特点是，温度呈渐凉渐温互相转化，除疏通局部瘀滞之气血外，还能促进气血运行，故对灸点远端的病痛有一定的治疗作用。

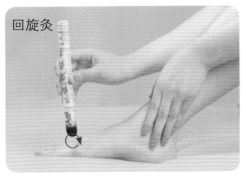

回旋灸

▶ 温针灸

是针刺与艾灸结合使用的一种方法，适应于既需要留针又必须施灸的疾病，方法是：先针刺得气后，将毫针留在适当深度，再将艾绒捏成团，按在针柄上点燃直到艾绒燃完为止。或在针柄上穿置一段长约 1 ～ 2 厘米的艾条施灸，使热力通过针身传入体内，达到治疗之目的。

▶ 把握温度，按序施灸

由于艾灸以火熏灸，施灸不注意有可能引起局部皮肤的烫伤，所以必须注意温度。对于皮肤感觉迟钝者或小儿，用食指和中指置于施灸部位两侧，以感知施灸部位的温度，做到既不致烫伤皮肤，又能收到好的效果。初次使用灸法的患者，要注意掌握好刺激量，先少量、小剂量，如用小艾炷，或灸的时间短一些，壮数少一些，以后再加大剂量。不要一开始就大剂量施灸。

▶ 注意卫生，防止晕灸

化脓灸或因施灸不当，局部烫伤可能起疱，产生灸疮。一定不要把疮搞破，如果已经破溃感染，要及时使用消炎药。晕灸虽不多见，但是一旦晕灸则会出现头晕、眼花、恶心、面色苍白、心慌、汗出等，甚至晕倒。出现晕灸后，要立即停灸，并躺下静卧，再加灸足三里，温和灸 10 分钟左右。

▶ 注意防护，安全施灸

因施灸时要暴露部分体表部位，在冬季要保暖，在夏天高温时要防中暑，同时还要注意室内温度的调节和开换气扇，及时换取新鲜空气。现代人的衣着不少是化纤、羽绒等质地的，很容易燃着，因此，施灸时一定要注意防止落火，尤其是用艾炷灸时更要小心，以防艾炷翻滚脱落。用艾条灸后，可将艾条点燃的一头塞入直径比艾条略大的瓶内，以利于熄灭。

第二节 补肾强腰特效穴位

肾俞穴

益肾助阳强腰膝

肾，肾脏也；俞，输也。肾俞穴意指肾脏的寒湿水气由此外输膀胱经，属足太阳膀胱经，为肾之背俞穴，善于外散肾脏之热，培补肾元。刺激肾俞穴可以调补肾气，能促进肾脏的血流量，改善肾脏的血液循环，达到强肾护肾的目的，可有效防治阳痿、早泄等男科病。

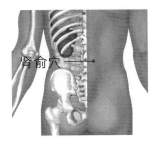

【定位】

位于腰部，当第 2 腰椎棘突下，旁开 1.5 寸。

肾俞穴

【主治】

遗尿、遗精、阳痿、月经不调、白带、水肿、耳鸣、耳聋、腰痛。

【功效】

益肾助阳、强腰利水。

【日常保健】

» 按摩：

用拇指按揉肾俞穴 100 ~ 200 次，力度适中，手法连贯，按至局部有酸胀感为宜。每天坚持，能够治疗阳痿、遗精、腰膝酸软等症。

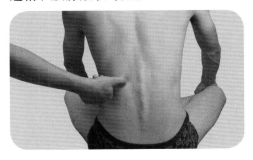

» 艾灸：

手执艾条以点燃的一端对准施灸部位，距离皮肤 1.5 ~ 3 厘米，左右方向平行往复或反复旋转施灸，以感到施灸处温热、舒适为度，灸至皮肤产生红晕为止。具有滋阴补肾的功能，可改善腰膝酸软、水肿等症。

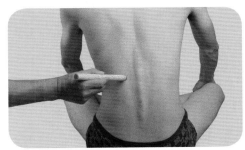

【配伍】

» **肾俞 + 列缺 + 关元**

列缺穴通经活络，关元穴培元固本。三穴合用，有补肾益精、壮阳固涩的作用，主治阳痿、遗精等肾阳不足的症状。

命门穴

⸻ 培元固本补肾阳

命门穴属奇经八脉之督脉，古称"水火之府，为阴阳之宅，为精气之海，为死生之窦"，又言"命门中乎两肾"，故命门穴能温补元阳、补肾培元而强腰膝、补筋骨，能改善腰膝冷痛、小便清长等肾阳不足的症状。

【定位】

位于腰部，当后正中线上，第2腰椎棘突下凹陷中。

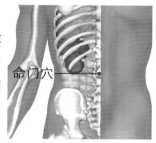

命门穴

【主治】

虚损腰痛、脊强反折、遗尿、尿频、泄泻、遗精、白浊、阳痿、早泄、赤白带下、五劳七伤、头晕耳鸣、癫痫、惊恐、手足逆冷。

【功效】

培元固本、强健腰膝。

【日常保健】

» 按摩：

用拇指揉按命门穴100～200次，力度先由轻至重，再由重至轻，手法连贯，以局部有酸麻胀感为宜。长期坚持，可治疗遗尿、尿频、泄泻、遗精等。

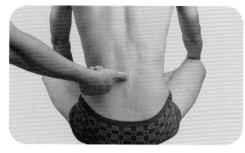

» 艾灸：

手执艾条以点燃的一端对准施灸部位，距离皮肤1.5～3厘米，以感到施灸处温热、舒适为度。每日灸1次，每次灸10～20分钟。具有固本温中、滋阴降火的功效。

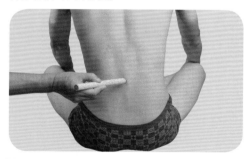

【配伍】

» 命门＋肾俞＋关元

肾俞可益肾助阳，关元穴培元固本。三穴合用，具有补肾壮阳的功效，主治遗精阳痿。

» 命门＋百会＋筋缩＋腰阳关

百会提神醒脑，筋缩疏调肝气，腰阳关除湿降浊。四穴配伍，有疏肝解郁的功效，可改善肝气郁结造成的阳痿、早泄。

三焦俞穴

──────利水强腰调三焦

三焦俞穴是足太阳膀胱经的常用俞穴之一，为三焦背俞穴，善于外散三焦之热。人体水液代谢是一个复杂的生理过程，其升降出入、周身环流，必须以三焦为通道才能实现。刺激三焦俞穴可以升阳益气、利水消肿，现代常用于治疗肾炎、尿潴等疾病。

【定位】

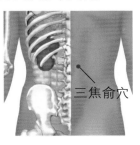

位于腰部，当第1腰椎棘突下，左右旁开2指宽处。

三焦俞穴

【主治】

现代常用于治疗记忆力减退、发烧、失眠、肾炎、腹胀、青春痘、糖尿病、遗精。

【功效】

升阳益气、利水消肿。

【日常保健】

» 按摩：

用双手拇指按顺时针方向按揉三焦俞穴约2分钟，然后按逆时针方向按揉约2分钟，以局部出现酸、麻、胀感觉为佳。每天一次，可缓解小便

不利、水肿、泄泻等病症。

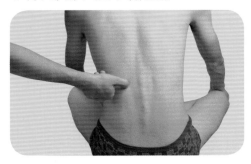

» 艾灸：

手执艾条以点燃的一端对准施灸部位，距离皮肤1.5～3厘米，以感到施灸处温热、舒适为度。每日灸1次，每次灸10分钟左右，至皮肤产生红晕为止。可治疗腰痛、小便不利等病症。

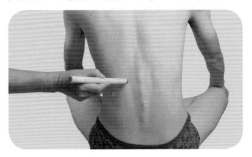

【配伍】

» 三焦俞 + 石门 + 复溜

石门补肾壮阳；复溜补肾益气、利水通淋。三穴配伍，有清理三焦的功效，主治阴囊潮湿、水肿、小便不利。

» 三焦俞 + 水分 + 中极

水分穴通调水道，中极穴益肾兴阳。三穴合用，有健脾祛湿、利水消肿等功效，能有效防治水肿等水液潴留的症状。

气海俞穴

益肾壮阳可止痛

气海俞穴出自《太平圣惠方》，隶属足太阳膀胱经，穴居背部，内应脐下之盲原，吞吐下焦之元气。本穴有益肾壮阳、调经止痛的作用，常用于增强男性性功能、增强人体的免疫力、延年益寿以及预防痔疮等。

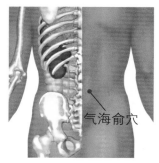

【定位】

位于第3腰椎棘突下，旁开1.5寸。

气海俞穴

【主治】

腰骶神经根炎、腰肌劳损、下肢瘫痪、痛经、性功能障碍等病证。

【功效】

调和气血、强壮腰脊。

【日常保健】

» 按摩：

用拇指指腹按揉气海俞穴约2分钟，以局部出现酸、麻、胀感觉为佳。每天坚持，能够治疗阳痿、遗精、腰痛等病症。

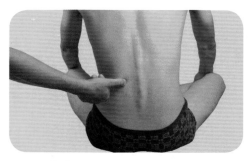

» 艾灸：

手执艾条以点燃的一端对准施灸部位，距离皮肤1.5～3厘米施灸，以感到施灸处温热、舒适为度。每日灸1次，每次灸10分钟左右，至皮肤产生红晕为止。可治疗腰膝酸软、痔疮等病症。

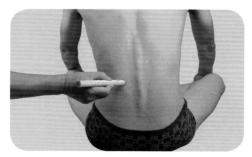

【配伍】

» **气海俞＋殷门＋昆仑**

殷门舒筋活络，强心壮腰；昆仑安神清热、舒经活络。三穴配伍，有舒筋通络止痛的作用，主治腰痛，下肢瘫痪。

» **气海俞＋承山＋三阴交**

承山理气止痛，舒筋活络；三阴交健脾利湿，补益肝肾。三穴配伍，有去湿止痛的功效，可以有效防治痔疮。

大肠俞穴

调理肠腑治早泄

大肠俞穴出自《脉经》，属足太阳膀胱经，大肠之背俞穴，名意指大肠腑中的水湿之气由此外输膀胱经，具有疏调肠腑、理气化滞的功效。指压大肠俞穴和小肠俞穴能够恢复腰椎和仙骨结合处的柔性，有助于治疗早泄。

【定位】

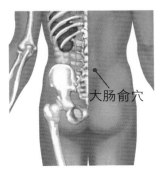

位于腰部，当第4腰椎棘突下，旁开1.5寸。

大肠俞穴

【主治】

腰痛、骶髂关节炎、骶棘肌痉挛、肠炎、痢疾、便秘、小儿消化不良、阑尾炎、肠出血、坐骨神经痛、遗尿、肾炎、淋病。

【功效】

理气降逆、调和肠胃。

【日常保健】

» 按摩：

用拇指指腹按揉大肠俞穴约2分钟，以局部出现酸、麻、胀感觉为佳。

每天坚持，能够治疗腹痛、肠鸣、泄泻、便秘等病症。

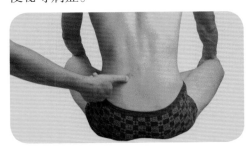

» 艾灸：

手执艾条以点燃的一端对准施灸部位，距离皮肤1.5～3厘米施灸，以感到施灸处温热、舒适为度。每日灸1次，每次灸10分钟左右，灸至皮肤产生红晕为止。可治疗腰痛、便秘等病症。

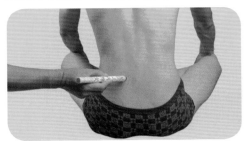

【配伍】

» **大肠俞 + 至阳 + 腰阳关**

至阳壮阳益气；腰阳关强健腰膝。三穴配伍，有补肾强腰的功效，主治性欲亢进引起的腰脊骶髂疼痛。

» **大肠俞 + 腰阳关 + 命门 + 关元**

腰阳关除湿降浊、强健腰膝；命门补肾壮阳；关元固本培元，导赤通淋。四穴配伍，可以缓解腰背酸冷、寒湿泄泻。

膀胱俞穴

清热利湿通经络

膀胱，膀胱腑也；俞，输也。该穴名意指膀胱腑中的寒湿水气由此外输膀胱经。刺激膀胱俞穴有清热利水消炎的作用，能改善肾病患者小便短赤、蛋白尿、尿频、尿痛、水肿等由肾脏、尿道或是膀胱不适引起的病症。

【定位】

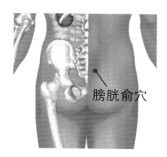

位于骶部，当骶正中嵴旁 1.5 寸，平第 2 骶后孔。

膀胱俞穴

【主治】

小便不利、遗尿、泄泻、便秘、腰脊强痛。

【功效】

通利下焦、清利湿热、通经活络。

【日常保健】

» 按摩：

用双手拇指按顺时针方向按揉膀胱俞穴约 2 分钟，然后按逆时针方向按揉约 2 分钟，以局部出现酸、麻、胀感觉为佳。每天一次，可治疗泄泻、便秘、遗精、遗尿等病症。

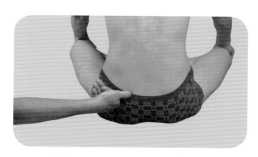

» 艾灸：

手执艾条以点燃的一端对准施灸部位，距离皮肤 1.5 ~ 3 厘米施灸，以感到施灸处温热、舒适为度。每日灸 1 次，每次灸 10 分钟左右，灸至皮肤产生红晕为止。可治疗腰痛、排尿不利等病症。

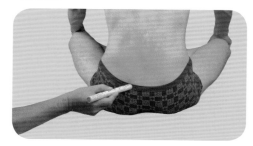

【配伍】

» **膀胱俞 + 筑宾 + 三阴交**

筑宾穴理气助行水，三阴交穴健脾利湿、补益肝肾。三穴合用，有调理下焦、清热利湿的作用，能改善尿热、尿痛的症状。

» **膀胱俞 + 三焦俞 + 三阴交**

三焦俞穴通调三焦，三阴交穴健脾利湿。三穴合用，有很好的渗湿利尿的作用，能改善肾病患者出现的小便不利、小便淋漓等症。

腰阳关穴

❀ 除湿降浊健腰膝

腰阳关穴属奇经八脉之督脉，位于腰部，是督脉上元阴、元阳的相交点，是阳气通行的关隘。很多人到了冬天经常感到腰背发凉，很重要的原因就是这里的经络不通，阳气无法上行。只要打通了腰阳关穴，使阳气顺行而上，所有的问题自然就能迎刃而解。

【定位】

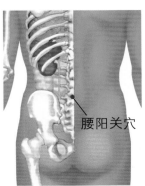

在腰部，当后正中线上，第4腰椎棘突下凹陷中。

腰阳关穴

【主治】

腰骶疼痛、下肢痿痹、月经不调、赤白带下、遗精、阳痿、便血。

【功效】

祛寒除湿、舒筋活络。

【日常保健】

» 按摩：

用拇指指腹揉按腰阳关穴2～3分钟，力度适中。每天坚持按摩，可

治疗坐骨神经痛，腰腿痛等病症。

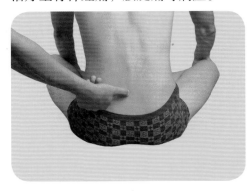

» 刮痧：

以面刮法刮腰阳关穴，力度微重，以出痧为度。经常刮拭，可驱散寒邪。

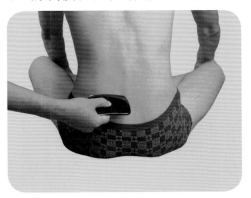

【配伍】

» 腰阳关 + 肾俞 + 关元

肾俞益肾助阳，调节生殖功能；关元固本培元，导赤通淋。三穴配伍，可补肾壮阳，主治阳痿、遗精。

» 腰阳关 + 膀胱俞 + 三阴交

膀胱俞利尿通便；三阴交健脾利湿，补益肝肾。三穴配伍，有补益肾气的功效，主治肾气不足引起的遗尿、尿频。

八髎穴

补肾壮阳调气血

八髎，最早出自《黄帝内经》。即经穴上髎、次髎、中髎、下髎之合称，该穴乃支配盆腔内脏器官的神经血管会聚之处，是调节人一身气血的总开关。很多年轻人特别是在办公室长期久坐的工作者，因为缺乏锻炼，所以导致肌肉无力，血液循环不畅，容易腰酸背痛。通过调理八髎穴，可有效减轻不适症状。

【定位】

位于腰骶骨上的四对骶后孔，上髎、次髎、中髎、下髎之合称，左右共八穴。

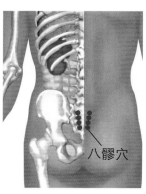

八髎穴

【主治】

遗精、阳痿、阴挺、大小便不利、月经不调、痛经、带下。

【功效】

调经止痛、补肾壮阳。

【日常保健】

» 按摩：

用手掌推擦八髎穴 100 ~ 200 次，力度先由轻至重，以局部有酸麻胀感为宜。长期坚持，可治疗遗精、阳痿等。

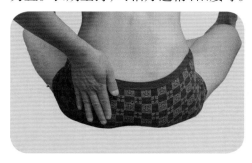

» 艾灸：

手执艾条以点燃的一端对准施灸部位，距离皮肤 1.5 ~ 3 厘米，以感到施灸处温热、舒适为度。每日灸 1 次，每次灸 10 ~ 20 分钟。可治疗阳痿、阴挺、大小便不利。

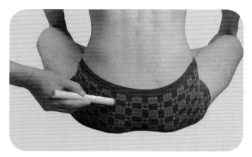

【配伍】

» 八髎 + 三阴交 + 中极

三阴交健脾利湿、补益肝肾；中极益肾助阳。三穴配伍，有益肾气、去湿气的功效，主治小便不利、早泄。

» 八髎 + 曲骨 + 三阴交

曲骨益肾壮阳；三阴交健脾利湿、补益肝肾。三穴配伍，有清热祛湿的功效，主治湿热下注之遗精、阳痿等。

志室穴

防治生殖系统疾患

志室穴别名精宫，出自《针灸甲乙经》，属足太阳膀胱经，是保养肾脏的重要穴位，不但能治疗多种慢性肾脏疾病而使人延年益寿，对于生殖系统疾患及腰腿运动系统疾患也有不错的防治作用。

【定位】

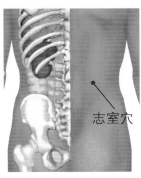

位于腰部，当第2腰椎棘突下，旁开3寸。

志室穴

【主治】

遗精、阳痿、膀胱炎、尿道炎、性功能障碍、肾炎。

【功效】

补肾壮腰、益精填髓。

【日常保健】

» 按摩：

用拇指指腹按揉志室穴100～200次，按揉时只要局部有酸胀感即可。长期坚持，可治疗泌尿、生殖系统疾患。

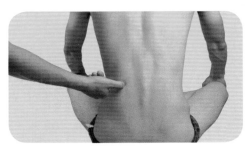

» 艾灸：

艾炷灸或温针灸5～7壮；艾条灸10～15分钟。有益气壮阳、益肾固精的功效，可治疗水肿、遗精、阳痿、前列腺炎等症。

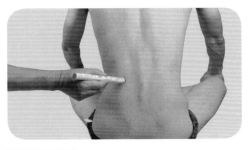

【配伍】

» 志室穴＋关元＋三阴交＋肾俞

关元穴为元气所存之处，直接温养、兴奋宗筋；三阴交既可健脾益气、补养肝肾，又可清热利湿、强壮宗筋；肾俞可培补肾气，使真元得充，恢复肾之作强之功。四穴配伍，有调节性功能的作用，主治阳痿、遗精。

» 志室＋命门＋委中

命门穴补肾壮阳；委中穴舒经活络，凉血解毒。三穴配伍，有补肾气、强腰膝的功效，主治腰膝疼痛引起的阳痿。

腰眼穴

强腰健肾畅气血

腰眼穴属经外奇穴，别名鬼眼，出自《肘后备急方》，有强腰健肾、畅达气血的作用。现代常用于治疗腰腹部及下肢疾患。夏季常搓腰眼，还能防治湿气引起的腰痛，可使局部皮肤丰富的毛细血管网扩张，可促进血液循环，提高腰肌耐力。

【定位】

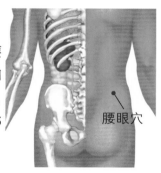

位于腰部，在第四腰椎棘突下，旁开约3.5寸凹陷中。

腰眼穴

【主治】

腰肌纤维炎、腰肌劳损、子宫内膜炎。

【功效】

强腰健肾。

【日常保健】

» 按摩：

用拇指指腹按摩腰眼穴100～200次，按摩至有酸、胀感为佳。长期坚持，

不仅可以疏通带脉和强壮腰脊，还能起到固精益肾和延年益寿的作用。

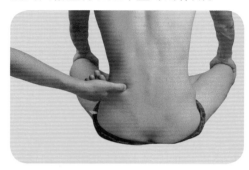

» 艾灸：

艾炷灸或温针灸5～7壮；艾条灸5～10分钟。一天一次，可以治腹痛、消渴等。

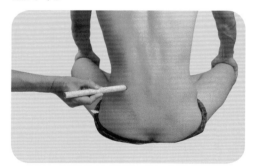

【配伍】

» **腰眼＋腰阳关＋肾俞**

腰阳关强健腰膝；肾俞益肾助阳、调节生殖功能。三穴配伍，有补肾强腰的功效，可以改善男性性功能障碍。

» **腰眼＋命门＋阳陵泉＋后溪**

命门补肾壮阳，阳陵泉强健腰膝，后溪舒筋活络。四穴配伍，有补益肾气的功效，主治肾气不足引起的腰脊冷痛。

长强穴

强健气血解痉痛

长强穴出自《灵枢·经脉》，别名气之阴郄、橛骨、气郄、为之、骨骶，为督脉之络穴。长强位于尾骶部，临近大肠，故可调理大肠气机，治疗泄泻、便秘、便血。穴居肛门局部，故又可治疗痔疮、脱肛。督脉行于脊中，为阳脉之海，本穴位于督脉之端，通于任脉，可调和阴阳，故本穴又可调任督之气，治疗癫痫。

【定位】

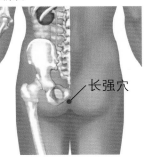

位于尾骨尖端下方的凹陷中。

长强穴

【主治】

痔疮、脱肛、便血、便秘、遗精、遗尿、腹泻、痢疾、腰背强痛、癫痫、精神分裂症、前列腺炎。

【功效】

解痉止痛、调畅通淋。

【日常保健】

» 按摩：

用手指揉、按压此穴，每次揉4

分钟，双手交替按摩。每日2次。可治疗遗精、阳痿、肾虚等。

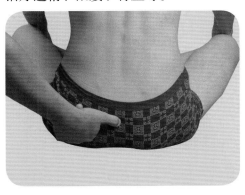

» 艾灸：

艾炷灸或温针灸5～7壮；艾条灸10～15分钟。可治疗泄泻、便秘、痔疮等。

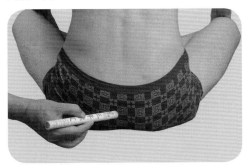

【配伍】

» **长强＋小肠俞**

小肠俞利尿通淋、利湿止带。两穴配伍，可分清泌浊、行气通腑，主治便秘、淋证及湿热引起的遗精。

» **长强＋身柱**

身柱清肺散热、宁神镇咳。两穴配伍，可行气通督、通经止痛，主治脊背疼痛。

关元穴

❖补肾培元补下焦

关元穴出自《灵枢·寒热病》，名意指任脉气血中的滞重水湿在此关卡不得上行，是小肠的募穴。本穴为血液循环的强壮刺激点，又为先天气海，元阴元阳在此交会，古今都作为保健的养生要穴，具有补肾壮阳、理气和血、清热利湿等作用。用于治疗元气虚损病症、男科病症和下焦病症等效果显著。

【定位】

位于下腹部前正中线上，当脐中下3寸。

关元穴

【主治】

中风脱证、虚劳冷惫、羸瘦无力、少腹疼痛、霍乱吐泻、痢疾、脱肛、疝气、便血、溺血、小便不利、尿频、尿闭、遗精、白浊、阳痿、早泄、阴挺、消渴、眩晕。

【功效】

补肾培元、温阳固脱。

【日常保健】

» 按摩：

用拇指指腹按揉关元穴100～200次，稍加压力，按揉时只要局部有酸胀感即可。长期坚持，可治疗泌尿、生殖系统疾患。

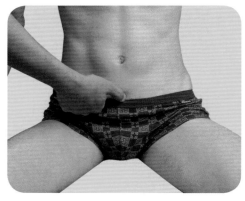

» 艾灸：

艾灸温和灸，10～15分钟，可温补肾阳、调和气血，对阳痿、早泄、遗精、呕吐、腹痛、泄泻等均有疗效。

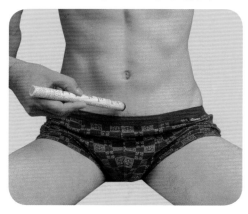

【配伍】

» 关元＋志室＋命门

志室穴补肾壮腰、益精填髓，命门穴培元固本、强健腰膝。三穴合用，有益肾温阳的作用，可改善男子神疲力乏、畏寒、小便清长等症。

气海穴

益肾固精补元气

气海穴出自《针灸甲乙经》，是任脉常用俞穴之一，为人体先天元气聚会之处。男子生气之海，主一身气疾，因名气海。本穴是防病强身要穴之一，有培补元气、益肾固精、补益回阳、延年益寿之功效。刺灸既能增加元气，又能调摄、疏利下焦气机，兼可改善心、肺、脾、肾脏气虚惫，常用于增强人体的免疫力，能改善肾脏功能下降出现的乏力、精神不振等症状。

【定位】

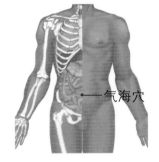

位于下腹部前正中线上，当脐中下1.5寸。

——气海穴

【主治】

水肿鼓胀、脘腹胀满、水谷不化、大便不通、泻痢不禁、遗尿、遗精、阳痿、疝气、腰痛、食欲不振、夜尿症、儿童发育不良。

【功效】

温阳益气、扶正固本、培元补虚。

【日常保健】

» 按摩：

用拇指指腹按压气海穴约30秒，然后按顺时针方向按揉约2分钟，以局部出现酸、麻、胀感觉为佳。长期坚持，可治疗遗尿、下腹疼痛等症。

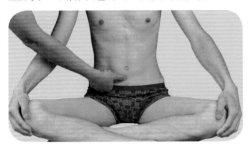

» 艾灸：

每天温和灸灸气海穴10～20分钟，长期坚持，可治疗遗尿、气喘、肠炎等病症。

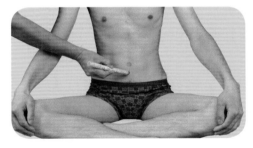

【配伍】

» **气海 + 三阴交**

三阴交穴调理肝肾。两穴配伍，有养阴填精、培元固肾的作用，主治白浊、遗精、下腹痛。

» **气海 + 足三里 + 肾俞**

足三里穴调理脾胃、补中益气，肾俞穴可益肾助阳。三穴合用，有温阳散寒、调理脾胃的作用，辅助改善肾病患者出现形寒肢冷、脾胃虚寒而不思饮食、消化不良等。

中极穴

清热利湿补肾气

中极穴出自《素问·骨空论》，别名玉泉、气原。为膀胱之募穴，具有调节膀胱功能的作用；又系足三阴、任脉之所会。根据所在部位，该穴具有补肾调经、清热利湿的作用，故可治疗遗尿、尿闭等症；又因任脉起于中极之下，以上毛际，循腹里，上关元，而前阴为宗筋所聚，故可治疗遗精、阳痿等生殖系统疾病。

【定位】

位于下腹部，前正中线上，当脐中下4寸。

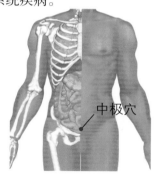

中极穴

【主治】

小便不利、遗溺不禁、阳痿、早泄、遗精、白浊、疝气偏坠、积聚疼痛、水肿。

【功效】

补肾气、利膀胱、清湿热。

【日常保健】

» 按摩：

用拇指指腹先按顺时针方向按揉中极1分钟，再按逆时针方向按揉1分钟。对性欲亢进、性欲减退、阳痿、早泄等均有疗效。

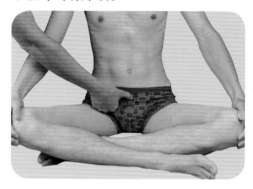

» 艾灸：

艾炷灸或温针灸5～7壮；艾条灸10～15分钟。每天一次，可治疗遗精、膀胱炎、精力不济等症状。

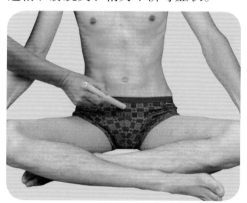

【配伍】

» 中极＋大赫＋肾俞＋阴交＋三阴交＋次髎

大赫穴调经助阳；肾俞穴益肾助阳、调节生殖功能；阴交穴利水消肿；三阴交穴健脾利湿、补益肝肾；次髎穴疏导水液。六穴配伍，主治阳痿、早泄、遗精、白浊。

大赫穴

温肾助阳调经带

大赫穴出自《针灸甲乙经》，是足少阴肾经上的重要穴道，名意指体内冲脉的高温高湿之气由本穴而出肾经。本穴助阳之力较强，适当刺激该穴对于各类生殖系统疾患有较好的防治作用，同时还能提高性器官活力，有助于提高和改善性生活质量。

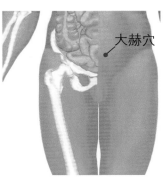

【定位】

位于下腹部，当脐中下4寸，前正中线旁开0.5寸。

大赫穴

【主治】

阴部痛、子宫脱垂、遗精、带下、月经不调、痛经、泄泻、痢疾。

【功效】

温肾助阳、调经止带。

【日常保健】

》按摩：

用拇指指腹由轻至重按揉大赫穴2～3分钟，手法连贯，以穴位有酸胀感为度。1天1次，可以促进性器官的血流，提高腹腔的收缩力，增加性快感。对尿道炎、膀胱炎、早泄、阳痿也有一定的效果。

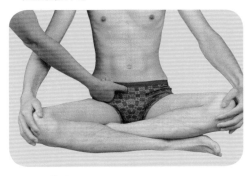

》艾灸：

手执艾条以点燃的一端对准施灸部位，距离皮肤1.5～3厘米，以感到施灸处温热、舒适为度。每日灸1次，每次灸10～20分钟。可治疗肾阳虚引起的不育症、小便不畅。

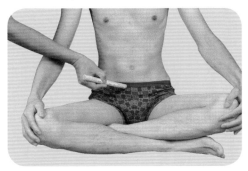

【配伍】

》**大赫＋肾俞＋关元＋命门**

肾俞穴可益肾助阳，关元穴补肾培元，命门穴培元固本。四穴合用，有益肾壮阳的作用，能辅助改善肾阳不足引起的病症。

曲泉穴

清利湿热调下焦

曲泉穴出自《灵枢·本输》，是足厥阴肝经的重要穴位之一，为肝经之合穴。曲泉穴辅助肝经调理机体的水液代谢，能通利三焦、清湿热、退黄消肿、利小便。刺激曲泉穴可使气血充足，气血足则经带调和、肌肤濡润，可有效防治遗精、阳痿、皮肤瘙痒等病症。

【定位】

位于膝内侧，屈膝内侧横纹端，当股骨内脚踝后缘、半腱肌、半膜肌止端前缘凹陷处。

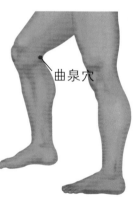

曲泉穴

【主治】

遗精、阳痿、疝气、小便不利、头痛、目眩、癫狂、膝膑肿痛、下肢痿痹。

【功效】

清利湿热、和肝理脾、收涩止泻。

【日常保健】

» 按摩：

以大拇指垂直按压同侧曲泉穴，

两手同时进行，每次 5 ~ 8 分钟，每日早晚各 1 次。治疗遗精、阳痿、膝痛、目赤肿痛。

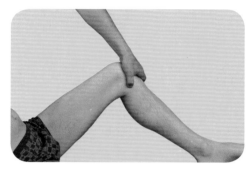

» 艾灸：

艾炷灸或温针灸 3 ~ 5 壮；艾条灸 5 ~ 10 分钟，每天 1 次，可改善下肢痹痛、膝痛、阳痿等。

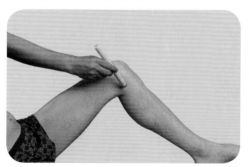

【配伍】

» **曲泉 + 三阴交**

三阴交穴调补肝肾，行气活血。二穴配伍，有疏肝理气、健脾利湿的作用，能缓解湿热水肿症状。

» **曲泉 + 中极 + 阳陵泉**

中极穴益肾助阳，阴陵泉穴清脾理热、宣泄水液。三穴配伍，有清热利湿的功效，主治小便不利，阴囊潮湿。

三阴交穴

健脾益肾又安神

三阴交穴出自《针灸甲乙经》，为足三阴经（肝、脾、肾）的交会穴，属足太阴脾经，穴名意指足部的三条阴经中气血物质在本穴交会。刺激三阴交穴，可疏调足三阴经之经气，治疗全身多种不适与病症。尤其对男科病症有良好的治疗效果，且有安神之效，改善睡眠。

【定位】

位于小腿内侧，当足内踝尖上3寸，胫骨内侧缘后方。

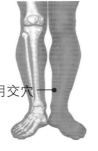

三阴交穴 ——

【主治】

肠鸣腹胀、泄泻、遗精、阳痿、遗尿、疝气、心悸、失眠、高血压病、高脂血症、下肢痿痹、脚气。

【功效】

健脾和胃、调补肝肾、行气活血、疏经通络。

【日常保健】

» 按摩：

用拇指指腹先按顺时针方向按揉三阴交2分钟，再按逆时针方向按揉2分钟。调肝补肾安神。适合性欲亢进伴有失眠、心慌、焦虑等症者，对性欲降低、阳痿、遗精等也有疗效。

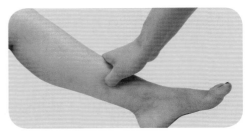

» 艾灸：

宜采用温和灸。每日灸1次，每次灸10～15分钟，灸至皮肤产生红晕为止。可改善遗精、阳痿、腹水浮肿。

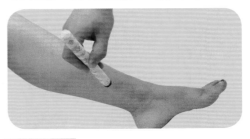

【配伍】

» 三阴交＋脾俞＋肾俞＋水分

脾俞穴利湿升清，肾俞穴滋阴益肾，水分穴通调水道。四穴配伍，有健脾益肾、温阳化湿的功效，用以改善浮肿小便不利等肾阳虚且体内水汽不化的症状。

» 三阴交＋天枢＋复溜

天枢穴调理胃肠、消炎止泻，复溜穴补肾益气、利水通淋。三穴配伍，有消炎止痛、利水通淋的功效，主治慢性肾炎。

照海穴

滋肾清热调三焦

照海穴出自《灵枢·经脉》，是足少阴肾经的常有俞穴之一，为八脉交会穴，穴名意指肾经经水在此大量蒸发。刺激照海穴能滋肾清热、通调三焦，可促进男性内分泌和生殖系统功能的改善。

【定位】

位于足内侧，内踝尖下方凹陷处。

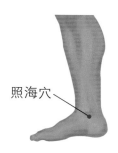

照海穴

【主治】

咽喉干燥、痫证、失眠、嗜卧、惊恐不宁、目赤肿痛、阴挺、阴痒、疝气、小便频数、不寐、脚气。

【功效】

滋阴清热、调经止痛。

【日常保健】

» 按摩：

用拇指指腹用力按揉照海穴100 ~ 200次，每天坚持，能够治疗失眠、惊恐不宁、小便频数等症。

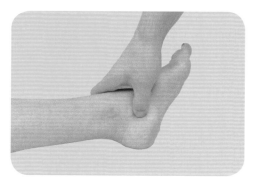

» 艾灸：

艾炷灸或温针灸3 ~ 5壮；艾条温灸5 ~ 10分钟。每天一次，可改善失眠、小便频数等病症。

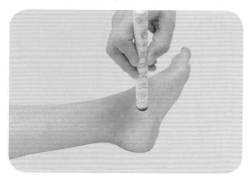

【配伍】

» 照海 + 肾俞 + 膀胱俞

肾俞穴可益肾助阳，膀胱俞穴通利下焦、清利湿热。三穴合用，有助于排尿，缓解肾病患者尿不畅、尿淋漓的症状。

» 照海 + 太溪 + 水泉

太溪穴滋阴益肾、壮阳强腰，水泉穴清热益肾、通经活络。三穴合用，有滋肾阴、利尿、祛热等功效，用以缓解小便频数、小便短赤不利等症。

复溜穴

·令·温阳利水补肾阴

复溜穴出自《灵枢·本输》，别名昌阳、伏白、外命，属足少阴肾经，为肾经之经穴，是调节肾经的"杠杆药"，有补肾滋阴、利水消肿的作用。刺激复溜穴，有助于改善肾病患者出现的水肿、腹胀、小便不利的症状。

【定位】

位于小腿内侧，太溪直上2寸，跟腱的前方。

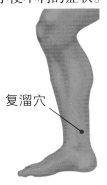

复溜穴

【主治】

泄泻、肠鸣、水肿、腹胀、腿肿、盗汗、脉微细时无、身热无汗、腰脊强痛。

【功效】

补肾益阴、温阳利水。

【日常保健】

» 按摩：

以拇指指腹点揉复溜穴，点揉的力度要均匀、柔和、浸透，使力气深达深层部分，以有酸痛感为佳。早晚各一次，每次点揉3~5分钟，两边复溜穴替换点揉。每天坚持，能治疗腿肿、盗汗。

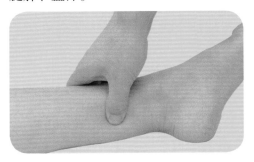

» 艾灸：

艾条温和灸每日灸1次，每次灸10分钟左右。具有补肾滋阴的功效，治疗肾虚头痛。

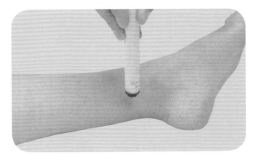

【配伍】

» **复溜 + 后溪 + 阴郄**

后溪舒经活络，阴郄清心安神。三穴配伍，有清热利湿的功效，缓解阳痿引起的盗汗不止。

» **复溜 + 关元 + 气海**

关元穴补肾培元，气海穴温阳益气、扶正固本。三穴合用，有固本培元补肾、温阳化气的作用，能用以治疗肾虚引起的腰痛、遗尿、小便不利。

行间穴

清热泻火益肝肾

行间穴出自《灵枢·本输》，是足厥阴肝经荥穴，该穴名意指肝经的水湿风气由此顺传而上。行间穴具有平肝降火、解郁安神的功效。经常刺激本穴，可疏泄肝火，缓解肝火湿热型早泄。

【定位】

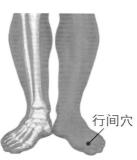

位于足背侧，当第1、2趾间，趾蹼缘的后方赤白肉际处。

行间穴

【主治】

高血压、青光眼、结膜炎、遗精白浊、遗尿、癃闭、厥证、睾丸炎、功能性子宫出血、肋间神经痛等。

【功效】

清肝泄热、凉血安神、息风活络。

【日常保健】

» 按摩：

用拇指指尖掐按行间穴3～5分钟，力度适中，手法连贯。每天坚持，能够疏泄肝胆，治疗耳鸣、耳聋、眩晕、

肋间神经痛等病症。

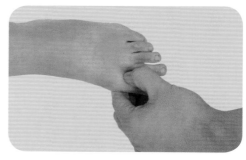

» 艾灸：

点燃艾条刺激行间穴10分钟左右，每天灸1次。可治疗胸胁胀痛、视神经萎缩等病症。

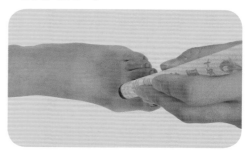

【配伍】

» **行间 + 睛明 + 太阳**

睛明穴明目、通络，太阳穴清肝明目、通络止痛。三穴配伍，有清肝凉血、活络止痛的作用，主治肝热上逆引起的目赤肿痛。

» **行间 + 百会 + 风池 + 率谷**

百会穴提神醒脑，风池穴通利官窍，率谷穴平肝息风、通络止痛。四穴配伍，可有祛风、活血、止痛的作用，主治偏头痛。

太溪穴

壮阳强腰滋肾阴

太溪穴出自《灵枢·经脉》，为足少阴肾经原穴，被称为"人体第一大补穴"，穴名意指肾经水液在此形成较大的溪水。刺激太溪穴可激活人体肾经的经气，疏通整条肾经，对全身都有调理作用，善于治疗肾脏疾病，对于阳虚引起的下肢病症有较好的疗效。

【定位】

位于足内侧，内踝后方，当内踝尖与跟腱之间的凹陷处。

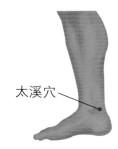

太溪穴

【主治】

头痛目眩、咽喉肿痛、齿痛、耳聋、耳鸣、咳嗽、气喘、胸痛咳血、消渴、失眠、健忘、遗精、阳痿、小便频数、腰脊痛、下肢厥冷、内踝肿痛。

【功效】

滋阴益肾、壮阳强腰。

【日常保健】

» 按摩：

用左手中指指腹按压右侧的太溪穴，按压时先按顺时针方向旋按 20 次，再按逆时针旋按 20 次。然后以相同的手法用右手中指指腹按压左侧的太溪穴。按揉时力度保持适中，每次按揉 5 分钟左右，每天 2 次，有助于治疗耳鸣、头痛、眩晕。

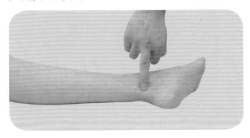

» 艾灸：

艾炷灸或温针灸 3 ~ 5 壮；艾条灸 5 ~ 10 分钟。每天一次，可改善各种肾虚引起的腰膝酸软等症状。

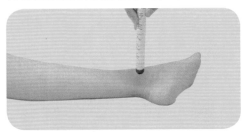

【配伍】

» **太溪 + 肾俞 + 志室**

肾俞穴可调节生殖功能，志室穴强腰肾。三穴配伍，可以补肾强腰，缓解遗精、阳痿、肾虚腰痛。

» **太溪 + 肾俞 + 肝俞**

肾俞穴可益肾助阳，肝俞穴疏肝利胆。三穴合用，能肝肾同调，温阳生气血，辅助改善精神不振、乏力。

第五章

辨证治疗——
远离男性疾病

第一节　阳痿

阳痿是指青壮年男子由于虚损、惊恐、湿热等原因，致使宗筋失养而弛纵，引起阴茎痿弱不起、临房举而不坚，或坚而不久的一种病症。

病因病机

1.命门火衰

房劳太过，或少年误犯手淫，或早婚，以致精气亏虚，命门火衰，发为阳痿。

2.心脾受损

胃为水谷之海，气血之源。若忧愁思虑不解，饮食不调，损伤心脾，病及阳明冲脉，以至气血两虚，宗筋失养，而成阳痿。

3.恐惧伤肾

大惊卒恐，惊则气乱，恐则伤肾，恐则气下，渐至阳道不振，举而不坚，导致阳痿。

4.肝郁不舒

肝主筋，阴器为宗筋之汇。若情志不遂，忧思郁怒，肝失疏泄条达，不能疏通血气而畅达前阴，则宗筋所聚无能，亦致阴痿不起。

5.湿热下注

过食肥甘，伤脾碍胃，生湿蕴热，湿热下注，热则宗筋弛纵，阳事不兴，可导致阳痿，经所谓壮火食气是也。

阳痿的病因比较复杂，但以房劳太过、频犯手淫为多见。病位在肾，并与脾、胃、肝关系密切。病机主要有上述五种，并最终导致宗筋失养而弛纵，发为阳痿。五者中以命门火衰较为多见，而湿热下注较少。

辨证论治

其一，辨别有火无火：阳痿而兼见面色㿠白，畏寒肢冷，阴囊阴茎冷缩，或局部冷湿，精液清稀冰冷，舌淡，苔薄白，脉沉细者，为无火；阳痿而兼见烦躁易怒，口苦咽干，小便黄赤，舌质红，苔黄腻，脉濡数或弦数者，为有火。其中以脉象和舌苔为辨证的主要依据。

其二，分清脏腑虚实：由于恣情纵欲，思虑忧郁，惊恐所伤者，多为脾肾亏虚，命门火衰，属脏腑虚证；由于肝郁化火，湿热下注，而致宗筋弛纵者，属脏腑实证。

1.命门火衰

【症状】阳事不举，精薄清冷，阴囊阴茎冰凉冷缩，或局部冷湿，腰酸膝软，头晕耳鸣，畏寒肢冷，精神萎靡，面色㿠白，舌淡，苔薄白，脉沉细，右尺尤甚。

【治法】温肾壮阳，滋肾填精。

【方药】右归丸合赞育丹。

鹿角胶、菟丝子、淫羊藿、肉苁蓉、韭菜子、蛇床子、杜仲、附子、肉桂、仙茅、巴戟天、鹿茸、熟地黄、当归、枸杞子、山茱萸、山药、白术。

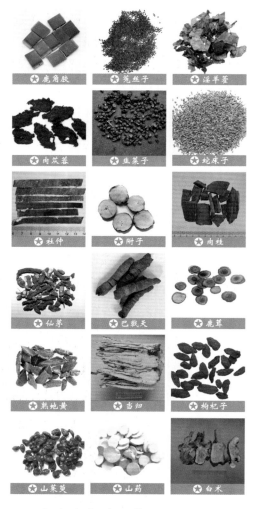

★鹿角胶　★菟丝子　★淫羊藿

★肉苁蓉　★韭菜子　★蛇床子

★杜仲　★附子　★肉桂

★仙茅　★巴戟天　★鹿茸

★熟地黄　★当归　★枸杞子

★山茱萸　★山药　★白术

方中鹿角胶、菟丝子、淫羊藿、肉苁蓉、韭菜子、蛇床子、杜仲、附子、肉桂、仙茅、巴戟天、鹿茸温肾壮阳，

熟地黄、当归、枸杞子、山茱萸滋补肾阴，山药、白术健运脾胃。诸药阴阳相济，可达到"阳得阴助而生化无穷"的目的。尚可加黄狗肾、锁阳、阳起石等以增补肾壮阳之力；加龟胶，与方中鹿角胶同用以补肾填精；加砂仁、陈皮以防诸药碍脾。

2. 心脾受损

【症状】阳事不举，精神不振，夜寐不安，健忘，胃纳不佳，面色少华，舌淡，苔薄白，脉细。

【治法】补益心脾。

【方药】归脾汤。

党参、黄芪、白术、茯苓、炙甘草、酸枣仁、远志、桂圆肉、当归。

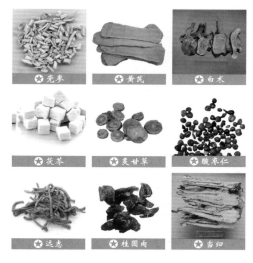

★党参　★黄芪　★白术

★茯苓　★炙甘草　★酸枣仁

★远志　★桂圆肉　★当归

方用党参、黄芪、白术、茯苓、炙甘草健脾益气，酸枣仁、远志、桂圆肉养心安神，当归补血，诸药合用，共奏益气补血，养心健脾安神之功。

3. 恐惧伤肾

【症状】阳痿不举，或举而不坚，胆怯多疑，心悸易惊，夜寐不安，易醒，苔薄白，脉弦细。

【治法】益肾宁神。

【方药】大补元煎。

熟地黄、山茱萸、杜仲、枸杞子、人参、当归、山药、炙甘草。

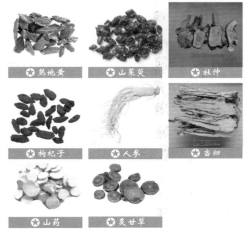

方中熟地黄、山茱萸、杜仲、枸杞子益肾，人参、当归、山药、炙甘草补益气血。可加酸枣仁、远志养心安神；因恐则气下，还可加升麻、柴胡以升阳。

4. 肝郁不舒

【症状】阳痿不举，情绪抑郁或烦躁易怒，胸脘不适，胁肋胀闷，食少便溏，苔薄，脉弦。有情志所伤病史。

【治法】疏肝解郁。

【方药】逍遥散。

柴胡、白芍、当归、白术、茯苓、甘草。

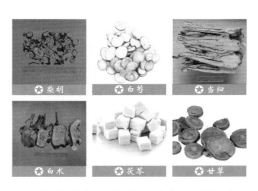

方中柴胡、白芍、当归疏肝解郁，养血和血；白术、茯苓、甘草健运脾胃，实土御木。另可加香附、川楝子、枳壳理气调肝；补骨脂、菟丝子、枸杞子补益肝肾。诸药相配，共奏疏肝解郁、理气和中、益肾助阳之功。

5. 湿热下注

【症状】阴茎痿软，阴囊湿痒臊臭，下肢酸困，小便黄赤，苔黄腻，脉濡数。

【治法】清热利湿。

【方药】龙胆泻肝汤。

龙胆草、黄芩、栀子、柴胡、木通、车前子、泽泻、当归、生地黄。

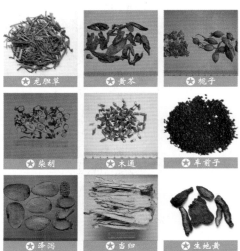

方中龙胆草、黄芩、栀子、柴胡

疏肝清热泻火，味苦坚肾；木通、车前子、泽泻清热利湿；当归、生地黄养阴、活血、凉血，与清热泻火药配伍，泻中有补，使泻火药不致枯燥伤阴。会阴部坠胀疼痛，小便不畅，余沥不尽，可加虎杖、川牛膝、赤芍等活血化瘀。

若症见梦中阳举，举则遗精，寐则盗汗，五心烦热，腰酸膝软，舌红，少苔，脉细数，为肝肾阴伤，虚火妄动，治宜滋阴降火，方用知柏地黄丸合大补阴丸加减。

艾灸疗法

灸关元穴

【定位】位于脐中下 3 寸，腹中线上，仰卧取穴。

【艾灸】将艾条点燃于穴位上温灸，火炷与皮肤的距离在 2.0 ~ 2.5 厘米左右。灸 10 ~ 15 分钟，隔日 1 次，15 次为 1 个疗程。

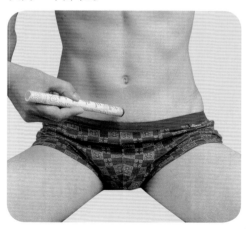

灸中极穴

【定位】位于下腹部，前正中线上，当脐中下 4 寸。

【艾灸】艾条温和灸，每日灸 1 次，每次灸 3 ~ 15 分钟，灸至皮肤产生红晕为止。

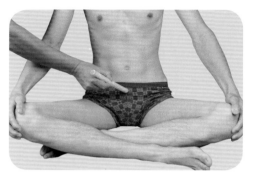

灸肾俞穴

【定位】位于腰部，当第 2 腰椎棘突下，旁开 1.5 寸。

【艾灸】将艾条点燃于穴位上温灸，火炷与皮肤的距离在 2.0 ~ 2.5 厘米左右。灸 10 ~ 15 分钟，隔日 1 次，15 次为 1 个疗程。

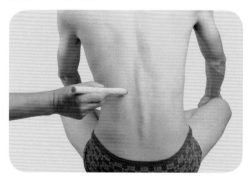

灸腰阳关穴

【定位】位于腰部，当后正中线上，第 4 腰椎棘突下凹陷中。

【艾灸】艾条温和灸，每日灸1次，每次灸3～15分钟，灸至皮肤产生红晕为止。

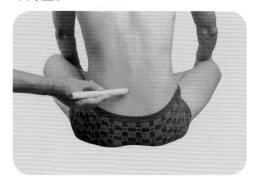

专家解析

　　关元固本培元、导赤通淋；中极益肾助阳；肾俞益肾助阳，调节生殖功能；腰阳关除湿降浊、强健腰膝。四穴配伍，可以改善阳痿。

按摩疗法

按揉肾俞穴

【定位】位于腰部，当第2腰椎棘突下，旁开1.5寸。

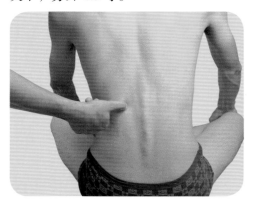

【按摩】用双手拇指重叠按压肾俞穴1～2分钟，再按顺时针方向按揉约1分钟，然后按逆时针方向按揉约1分钟，以局部出现酸、麻、胀感觉为佳。

按揉气海穴

【定位】位于下腹部，前正中线上，当脐中下1.5寸。

【按摩】用拇指按顺时针方向按揉气海穴约1～2分钟，然后按逆时针方向按揉约2分钟，以局部出现酸、麻、胀感觉为佳。

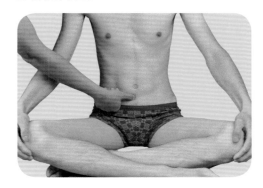

按揉命门穴

【定位】位于腰部，当后正中线上，第2腰椎棘突下凹陷处。

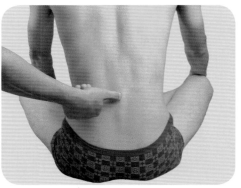

【按摩】用拇指按顺时针方向按

揉命门穴约2分钟，然后按逆时针方向按揉约2分钟，以局部出现酸、麻、胀感觉为佳。

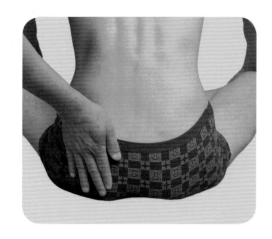

按揉八髎穴

【定位】位于骶椎。分别在第一、二、三、四骶后孔中，合称"八髎"。

【按摩】手掌伸直，用掌面着力，紧贴骶部两侧皮肤，自上向下连续不断地直线往返摩擦5～10分钟。

专家解析

气海益气助阳，肾俞益肾助阳，调节生殖功能；命门补肾壮阳，八髎调经止痛，补肾壮阳。四穴配伍，可以改善阳痿。

第二节　早泄

早泄是指在性交之始即行排精，甚至性交前即泄精的病证。早泄始见于《辨证录·种嗣门》，早泄常与遗精、阳痿等病证并见，因此治疗方法每多类同。

辨证治疗

房劳过度，频犯手淫，以竭其精，而致肾精亏耗，肾阴不足，则相火偏亢，扰动精室，发为早泄；禀赋素亏，遗精日久，阴损及阳，导致肾阴肾阳俱虚，精关不固，亦可引起早泄。早泄的辨证有阴虚火旺及阴阳两虚之不同。治疗以滋阴补肾益精为主，火旺者兼降火，阳虚者兼温肾阳。

1. 阴虚火旺

【症状】欲念时起，阳事易举，或举而不坚，临房早泄，梦遗滑精，腰酸膝软，五心烦热，头晕目眩，心悸耳鸣，口燥咽干，舌红少苔，脉细数。

【治法】滋阴降火。

【方药】知柏地黄丸、大补阴丸、三才封髓丹等。遗精甚者，可参考第三节遗精辨证论治。

2. 阴阳两虚

【症状】遗精日久，畏寒肢冷，面白无华，气短乏力，腰酸膝软，阳痿精薄，小便清长，夜尿多，舌淡，苔薄白，脉沉细弱。

【治法】滋肾阴，温肾阳。

【方药】金匮肾气丸。

早泄严重时可伴阳痿，阳痿又常伴早泄，治疗时当互参。夫妻暂时分居和相互关怀体贴，戒除手淫恶习，解除紧张情绪，适当的体育锻炼，对早泄的治疗有重要的作用。

艾灸疗法

灸关元穴

【定位】位于脐中下 3 寸，腹中线上，仰卧取穴。

【艾灸】将艾条点燃于穴位上温灸，火炷与皮肤的距离在 2.0 ～ 2.5 厘米左右。灸 10 ～ 15 分钟，隔日 1 次，15 次为 1 个疗程。

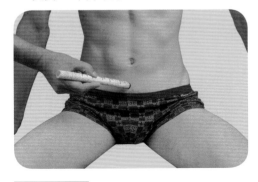

灸中极穴

【定位】位于下腹部，前正中线上，当脐中下 4 寸。

【艾灸】艾条温和灸，每日灸 1 次，每次灸 3 ~ 15 分钟，灸至皮肤产生红晕为止。

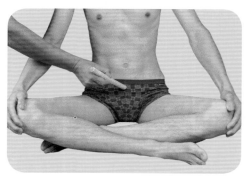

灸肾俞穴

【定位】位于腰部，当第 2 腰椎棘突下，旁开 1.5 寸。

【艾灸】将艾条点燃于穴位上温灸，火炷与皮肤的距离在 2.0 ~ 2.5 厘米左右。灸 10 ~ 15 分钟，隔日 1 次，15 次为 1 个疗程。

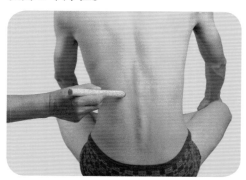

灸足三里穴

【定位】位于外膝眼下 3 寸，距胫骨前嵴 1 横指，当胫骨前肌上。

【艾灸】将艾条点燃于穴位上温灸，火炷与皮肤的距离在 2.0 ~ 2.5 厘米左右。灸 10 ~ 15 分钟，隔日 1 次，15

次为 1 个疗程。

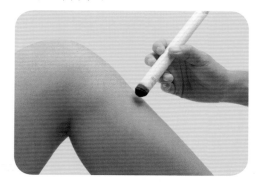

> **专家解析**
>
> 　关元固本培元、导赤通淋；中极益肾助阳；肾俞益肾助阳，调节生殖功能；足三里生发胃气、燥化脾湿。四穴配伍，可缓解早泄。

按摩疗法

按揉心俞穴

【定位】位于背部，当第 5 胸椎棘突下，旁开 1.5 寸。

【按摩】用两手拇指指腹按顺时针方向按揉心俞穴约 2 分钟，然后按逆时针方向按揉约 2 分钟，以局部出现酸、麻、胀感觉为佳。

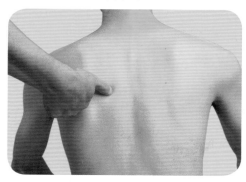

按揉肾俞穴

【定位】位于腰部，当第2腰椎棘突下，旁开1.5寸。

【按摩】用双手拇指按压肾俞穴1～2分钟，再按顺时针方向按揉约1分钟，然后按逆时针方向按揉约1分钟，以局部出现酸、麻、胀感觉为佳。

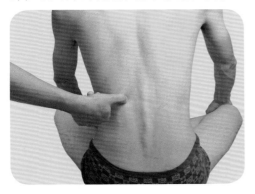

按揉环跳穴

【定位】在股骨大转子最高点与骶骨裂孔的连线上，当外1/3与中1/3的交点处。

【按摩】用拇指指腹或手掌大鱼际擦按环跳穴5～6分钟，力度由轻至重再至轻，手法连贯。

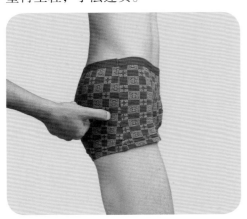

推按昆仑穴

【定位】位于脚踝外侧，在外踝顶点与脚跟相连线的中央点。

【按摩】用拇指指腹推按昆仑穴自上而下2分钟，以局部出现酸、麻、胀感觉为佳。

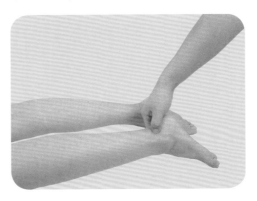

专家解析

　　心俞宽胸理气、宁心宁神；肾俞益肾助阳、调节生殖功能；环跳利腰腿、通经络；昆仑安神清热、舒经活络。四穴配伍，可缓解早泄。

拔罐疗法

拔罐肾俞穴

【定位】位于腰部，当第2腰椎棘突下，旁开1.5寸。

【拔罐】把罐吸拔在肾俞穴上，留罐10～15分钟，注意观察罐皮肤变化，以皮肤充血为度。起罐后，要对皮肤进行消毒处理，以免皮肤感染。

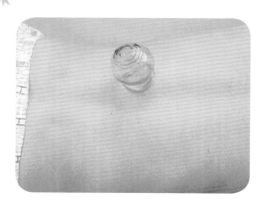

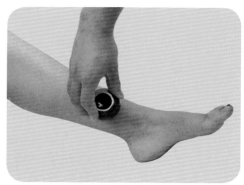

拔罐气海穴

【定位】位于下腹部，前正中线上，当脐中下 1.5 寸。

【拔罐】取口径 1.5 厘米的玻璃罐，用闪火法把罐吸拔在气海穴上，留罐 10 分钟。

拔罐足三里穴

【定位】位于外膝眼下 3 寸，距胫骨前嵴 1 横指，当胫骨前肌上。

【拔罐】取口径 1.5 厘米的玻璃罐，用闪火法把罐吸拔在足三里穴位上，留罐 10 分钟。

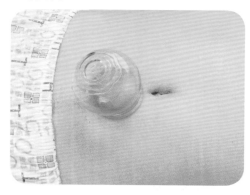

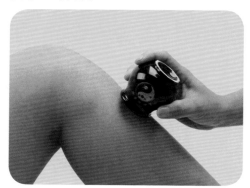

拔罐三阴交穴

【定位】位于小腿内侧，当足内踝尖上 3 寸，胫骨内侧缘后方。

【拔罐】取口径 1.5 厘米的玻璃罐，用闪火法把罐吸拔在三阴交穴上，留罐 10 分钟。

专家解析

肾俞益肾助阳、调节生殖功能；气海益气助阳；三阴交健脾利湿，补益肝肾；足三里生发胃气、燥化脾湿。四穴配伍，可缓解早泄。

第三节　遗精

遗精是指因脾肾亏虚、精关不固或火旺湿热、扰动精室所致的以不因性生活而精液频繁遗泄为临床特征的病症。本病发病因素比较复杂，主要有房事不节、先天不足、用心过度、思欲不遂、饮食不节、湿热侵袭等。有梦而遗精者，称为梦遗；无梦而遗精，甚至清醒时精液自出者，称为滑精。

辨证治疗

本病的发病因素比较复杂，主要有房事不节、先天不足、用心过度、思欲不遂、饮食不节、湿热侵袭等。遗精的病位主要在肾和心，并与肝、脾密切相关。病机主要是君相火旺，扰动精室；湿热痰火下注，扰动精室；劳伤心脾，气不摄精；肾精亏虚，精关不固。辨证要点以辨脏腑及辨虚实为主。本病应结合脏腑，分虚实而治，实证以清泄为主，心病者兼用安神；虚证以补涩为主，属肾虚不固者，补肾固精；劳伤心脾者，益气摄精。平时应注意调摄心神、排除杂念、以持心为先，同时应节制房事，戒除手淫。

1.君相火旺

【症状】少寐多梦，梦中遗精，伴有心中烦热，头晕目眩，精神不振，倦怠乏力，心悸不宁，善恐健忘，口干，小便短赤，舌质红，脉细数。

【治法】清心安神，滋阴清热。

【方药】黄连清心饮合三才封髓丹。

1.黄连、生地黄、当归、酸枣仁、茯神、远志、人参、甘草、莲子。

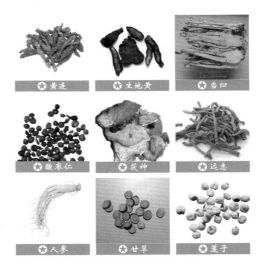

心火独亢而梦遗者，用黄连清心饮。方中黄连清心泻火；生地黄滋阴清热；当归、枣仁和血安神；茯神、远志宁神养心；人参、甘草益气和中；莲子补益心脾，收摄肾气。本证可加栀子仁、竹叶以助原方清心之力；可加少量肉桂以引火归原，有交泰丸之意，使心肾能得交泰，则遗精自止。

2.天冬、熟地黄、人参、黄柏、砂仁、甘草。

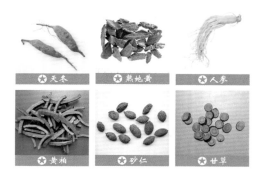

★天冬　★熟地黄　★人参

★黄柏　★砂仁　★甘草

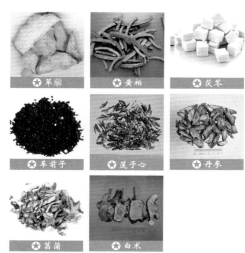

★萆薢　★黄柏　★茯苓

★车前子　★莲子心　★丹参

★菖蒲　★白术

相火妄动，水不济火者，用三才封髓丹。本方出自《卫生宝鉴》，又名三才封髓丸。方中天冬、熟地黄、人参为三才汤；黄柏、砂仁、甘草名封髓丹。三才封髓丹用天冬、熟地黄滋肾养阴，人参、甘草宁心益气，黄柏清热泻火以坚阴，砂仁行滞悦脾以顾护中焦。若久遗伤肾，阴虚火旺明显者，可用知柏地黄丸或大补阴丸以滋阴泻火。

2. 湿热下注

【症状】遗精频作，或有梦或无梦，或尿时有少量精液外流，小便热赤浑浊，或尿涩不爽，口苦或渴，心烦少寐，口舌生疮，大便溏臭，或见脘腹痞闷，恶心，苔黄腻，脉濡数。

【治法】清热利湿。

【方药】程氏萆薢分清饮。

萆薢、黄柏、茯苓、车前子、莲子心、丹参、菖蒲、白术。

方中萆薢、黄柏、茯苓、车前子清热利湿，莲子心、丹参、菖蒲清心安神，白术健脾利湿。

若饮食不节，醇酒厚味损伤脾胃，酿痰化热，宜清热化痰，可用苍白二陈汤加黄柏；若湿热流注肝之经脉者，宜苦泄厥阴，用龙胆泻肝汤清热利湿；精中带血，又称血精，可加白茅根、炒蒲黄等清热凉血止血；若患者尿时不爽，少腹及阴部作胀不适，为病久夹有瘀热之征，可加虎杖、败酱草、赤芍、川牛膝等以化瘀清热。

3. 劳伤心脾

【症状】劳累则遗精，心悸不宁，失眠健忘，面色萎黄，四肢困倦，食少便溏，舌淡，苔薄白，脉细弱。

【治法】调补心脾，益气摄精。

【方药】妙香散。

人参、黄芪、山药、茯苓、远志、辰砂、木香、桔梗、麝香。

方中人参、黄芪益气以生精，山药、茯苓扶脾，远志，辰砂清心安神，木香理气，桔梗升清，麝香开窍，使气充神守，遗精自愈。

若中气不升，可加升麻、柴胡，或改用补中益气汤以升提中气。

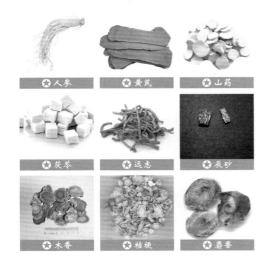

★人参　★黄芪　★山药
★茯苓　★远志　★辰砂
★木香　★桔梗　★麝香

4.肾虚不固

【症状】梦遗频作，甚至滑精，腰酸膝软，咽干，心烦，眩晕耳鸣，健忘失眠，低热颧赤，形瘦盗汗，发落齿摇，舌红少苔，脉细数。遗久滑精者，可兼见形寒肢冷，阳痿早泄，精冷，夜尿多或尿少浮肿，尿色清，或余沥不尽，面色㿠白或枯槁无华，舌淡嫩有齿痕，苔白滑，脉沉细。

【治法】补肾益精，固涩止遗。

【方药】左归饮合金锁固精丸、水陆二仙丹。

左归饮中熟地黄、山茱萸、枸杞子补肾益精；山药、茯苓、甘草健脾益气，补后天以补先天。若腰酸膝软者，可用左归丸。

若阴损及阳，肾中阴阳俱虚者，治当阴中求阳，则用右归丸。方中熟地黄、山药、山茱萸、枸杞子、当归补养精血，菟丝子、杜仲壮腰摄精，鹿角胶、肉桂、附子温补肾阳。

金锁固精丸、水陆二仙丹功在补肾固涩止遗。方用沙苑蒺藜补肾益精，芡实、莲须、金樱子、龙骨、牡蛎固涩止遗，莲子肉补脾。与左归饮或右归丸同用，有标本兼治之效。

若由心肾不交发展而来，在补益肾精时，还应佐以宁心安神之法，可选用斑龙丸、桑螵蛸散加减。

若由湿热下注发展而来，仍应泄热分利，并补益肾精，不宜过早施以固涩，以免留邪为患。

艾灸疗法

灸肾俞穴

【定位】位于腰部，当第2腰椎棘突下，旁开1.5寸。

【艾灸】将艾条点燃于穴位上温灸，火炷距离肾俞穴在2.0～2.5厘米左右。灸10～15分钟，隔日1次，15次为1个疗程。

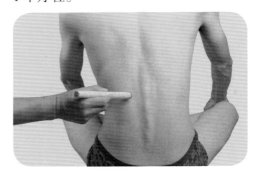

灸腰眼穴

【定位】位于腰部，在第四腰椎棘突下，旁开约 3.5 寸凹陷中。

【艾灸】将艾条点燃于穴位上温灸，火炷距离腰眼穴在 2.0 ～ 2.5 厘米左右。灸 10 ～ 15 分钟，隔日 1 次，15 次为 1 个疗程。

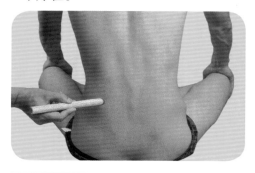

灸气海穴

【定位】位于下腹部，前正中线上，当脐中下 1.5 寸。

【艾灸】手执艾条以点燃的一端对准气海穴，距离皮肤 1.5 ～ 3 厘米，以感到施灸处温热、舒适为度。每日灸 1 次，每次灸 3 ～ 15 分钟，灸至皮肤产生红晕为止。

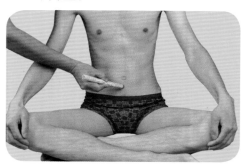

灸足三里穴

【定位】位于外膝眼下 3 寸，距胫骨前嵴 1 横指，当胫骨前肌上。

【艾灸】将艾条点燃于穴位上温灸，火炷与皮肤的距离在 2.0 ～ 2.5 厘米左右。灸 10 ～ 15 分钟，隔日 1 次，15 次为 1 个疗程。

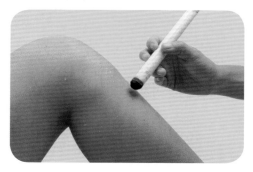

> **专家解析**
>
> 肾俞益肾助阳，调节生殖功能；腰眼强腰健肾；气海益气助阳；足三里扶正培元、通经活络。四穴配伍，可治疗遗精。

刮痧疗法

刮拭关元穴

【定位】位于脐中下 3 寸，腹中线上，仰卧取穴。

【刮拭】以面刮法刮拭关元穴 30 次，力度适中，以出痧为度。

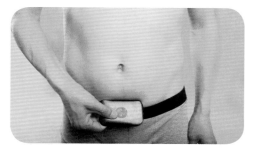

刮拭神门穴

【定位】位于腕部，腕掌侧横纹尺侧端，尺侧腕屈肌腱的桡侧凹陷处。

【刮拭】以角刮法刮拭神门穴 30 次，以皮肤微微出痧为度。

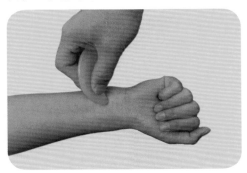

刮拭三阴交穴

【定位】位于小腿内侧，当足内踝尖上 3 寸，胫骨内侧缘后方。

【刮拭】以面刮法从上向下刮拭下肢三阴交穴 30 次，以局部皮肤发红发热或出痧为度。

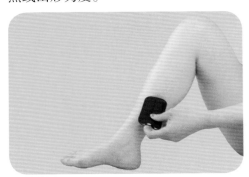

刮拭蠡沟穴

【定位】位于小腿内侧，当足内踝尖上 5 寸，胫骨内侧面的中央。

【刮拭】以面刮法刮拭蠡沟穴 10 ~ 15 次，力度适中，以出痧为度。

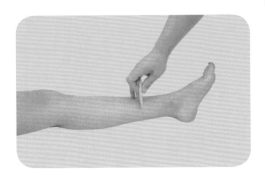

> **专家解析**
>
> 关元固本培元，导赤通淋；神门宁心安神；三阴交健脾利湿，补益肝肾；蠡沟疏肝理气。四穴配伍，可治疗遗精。

拔罐疗法

拔罐心俞穴

【定位】位于背部，当第 5 胸椎棘突下，旁开 1.5 寸。

【拔罐】先用三棱针在同一侧心俞穴点刺 3 下，然后取口径 1.5 厘米的玻璃罐，用闪火法拔在点刺穴位上 5 分钟。

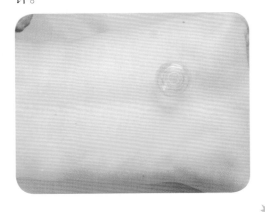

拔罐肾俞穴

【定位】位于腰部，当第 2 腰椎棘突下，旁开 1.5 寸。

【拔罐】把罐吸拔在肾俞穴上，留罐 10 ~ 15 分钟。起罐后，要对皮肤进行消毒处理，以免皮肤感染。

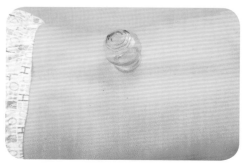

拔罐气海穴

【定位】位于下腹部，前正中线上，当脐中下 1.5 寸。

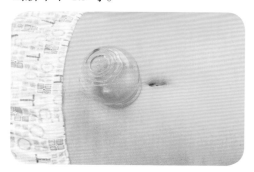

【拔罐】取口径 1.5 厘米的玻璃罐，用闪火法把罐吸拔在气海穴上，留罐 10 分钟。

拔罐三阴交穴

【定位】位于小腿内侧，当足内踝尖上 3 寸，胫骨内侧缘后方。

【拔罐】将罐吸拔在三阴交穴上，留罐 10 分钟左右。

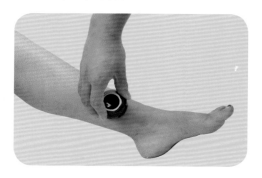

专家解析

心俞穴宽胸理气、通络安神；肾俞穴益肾助阳，调节生殖功能；气海穴益气助阳；三阴交健脾利湿，补益肝肾。四穴配伍，可治疗遗精。

第四节　前列腺炎

前列腺炎，尤其是慢性前列腺炎，是泌尿男性生殖系统常见病。在泌尿外科门诊，约有 25% 的患者因前列腺炎就医。该病多见于成年人，青春期以前较少发生。老年人常因前列腺增生导致尿路梗阻，易于并发前列腺炎。本病的临床表现变化多端，病因及发病机制未被完全阐明，常用的诊断方法不够详尽。许多临床医生在治疗前列腺炎的过程中感到棘手和困惑，治疗存在一定的盲目性，往往偏重抗菌药物治疗，大多数患者对治疗效果不满意。

目前已经认识到前列腺炎不是一个病，而是具有各自独特形式的综合征（prostatifis syndrome，PS）。前列腺炎综合征有多种分类方法，以前应用较多的是 Drach（1978）方法，即分为急性和慢性细菌性前列腺炎（ABP 和 CBP）、非细菌性前列腺炎（CNP）和前列腺痛（PD）。但近年有人认为此种分类方法不够准确，又提出新的分类方法，即症状性前列腺炎和无症状性前列腺炎。前者分为 Ⅰ、Ⅱ、Ⅲ 型，后者为 Ⅳ 型。Ⅰ 型为急性细菌性前列腺炎，Ⅱ 型为慢性细菌性前列腺炎，前列腺按摩液（EPS）及按摩后尿液（VB3）培养有细菌生长，Ⅲ 型为慢性无菌性前列腺炎，又称慢性骨盆疼痛综合征（CPPS）。EPS 及 VB3 有白细胞者为Ⅲa（慢性骨盆疼痛综合征），无白细胞者为Ⅲb（慢性无炎性骨盆疼痛综合征）。Ⅳ型是因不育或常规检查时发现前列腺液有较多白细胞。

根据目前大多数临床资料的报道统计，前列腺炎综合征以Ⅲ型患者占大多数，急性细菌性前列腺炎少见。前列腺炎属于中医学"淋证""精浊""白淫"等病的范畴。中医认为本病与私欲不遂或房劳过度、相火妄动，或酒色劳倦、脾胃受损、湿热下注、败精瘀阻等因素有关，与心、脾、肾等脏腑关系密切。肾精亏损、脾失健运、湿热下注、精道瘀滞是本病发生发展的几个重要环节，而以脾肾亏虚为本，湿热瘀结为标，标本相夹为患，互为影响，使病情错综复杂。本病反复发作，长期不愈，可导致性功能紊乱。早期因肾阴亏损，相火易动，以阳事亢进或早泄多见；随后阴损及阳，肾气亏虚，则转为阳事不振，性欲低下，甚至阳痿。由于前列腺液是精液的重要组成部分，前列腺炎可导致精浆成分改变，使精子活力下降，畸形精子增多，精液液化时间延长，部分患者可为合并不育症。急性前列腺炎病机多为湿热毒盛，治当重在解毒化湿、疏导通利。慢性前列腺炎往往虚实夹杂，治疗重在辨证，关键是清补兼施，并且注意生活指导及饮食调理。

辨证论治

急性者多由饮食不节，嗜食醇酒肥甘，酿生湿热，注于下焦；或因外感湿热之邪，壅聚于下焦而成。慢性者多由相火妄动，所愿不遂，或强忍不泄，或被阻中断，肾火郁而不散，离位之精，化成白浊；或房劳过度，以竭其精，精室空虚，湿热从精道内侵，湿热壅滞，气血瘀滞而成。病久，相火伤及肾阴，肾阴暗耗，可出现阴虚火旺证候；亦有体质偏阳虚者，久则火势衰微，易见肾阳不足之象。

1. 湿热蕴结

【症状】尿频，尿急，尿痛，有灼热感，排尿或大便时尿道有白浊溢出，会阴、腰骶、睾丸、少腹坠胀疼痛；苔黄腻，脉滑数。

【治法】清热利湿。

【方药】八正散。

车前子、瞿麦、萹蓄、滑石、栀子、甘草、木通、大黄。

方中滑石善能滑利窍道，清热渗湿，利水通淋；木通上清心火，下利湿热，使湿热之邪从小便而去。萹蓄、瞿麦、车前子为清热利水通淋之常用品。栀子仁清泄三焦，通利水道；大黄荡涤邪热，并能使湿热从大便而去。甘草能清热、缓急止痛。煎加灯心以

增利水通淋之力。

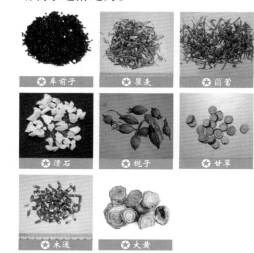

★车前子　★瞿麦　★萹蓄
★滑石　★栀子　★甘草
★木通　★大黄

2. 气滞血瘀

【症状】少腹、会阴、睾丸坠胀不适、疼痛，或有血尿、血精；舌紫或有瘀点，苔白或黄，脉沉涩。

【治法】活血祛瘀行气。

【方药】前列腺汤加减。

丹参、泽兰、赤芍、桃仁、红花、乳香、没药、王不留行、青皮、川楝子、小茴香、白芷、败酱草、蒲公英。

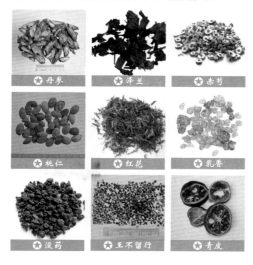

★丹参　★泽兰　★赤芍
★桃仁　★红花　★乳香
★没药　★王不留行　★青皮

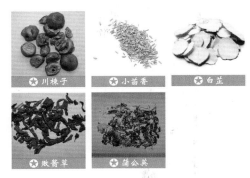

❀川楝子　❀小茴香　❀白芷

❀败酱草　❀蒲公英

方中丹参、红花活血祛瘀为主药，加入乳香、没药、泽兰、赤芍药、桃仁、王不留行等使活血通络之力更强，辅以青皮、小茴香、白芷、川楝子等以行气止痛，使气行则血行，助以祛瘀散结。蒲公英、败酱草清热通络，全方合则有活血化瘀、行气导滞之功效。

3. 阴虚火旺

【症状】排尿或大便时尿道有白浊滴出，遗精或血精，阳事易兴；腰膝酸软，头昏眼花，失眠多梦；舌红少苔，脉细数。

【治法】滋阴降火。

【方药】知柏地黄汤加减。

熟地黄、山茱萸、山药、泽泻、茯苓（去皮）、牡丹皮、知母、黄柏。

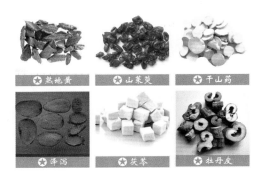

❀熟地黄　❀山茱萸　❀干山药

❀泽泻　❀茯苓　❀牡丹皮

❀知母　❀黄柏

方中熟地黄、山茱萸补肾间之阴血；山药、茯苓去肾虚之阴湿；泽泻、牡丹皮去肾间之湿热；黄柏、知母以服龙雷之相火。遗精频者加金樱子、莲须、沙菀蒺藜、刺猬皮以滋肾固精。

4. 肾阳虚损

【症状】阳痿早泄，甚或稍劳后即尿道有白浊溢出；头昏神疲，腰膝酸软，形寒肢冷；舌淡胖，苔白，脉沉细。

【治法】温肾固精。

【方药】金锁固精丸合右归丸加减。

金锁固精丸方以沙苑蒺藜补肾止遗；莲肉、芡实固肾涩精，益心宁心；龙骨、牡蛎收涩止遗，固下潜阳；莲须尤为涩精要药。

右归丸方中以附子、肉桂、鹿角胶温补肾阳，填精补髓；熟地黄、枸杞子、山茱萸、山药滋阴益肾，养肝补脾；菟丝子补阳益阴，固精缩尿；杜仲补益肝肾，强筋壮骨；当归养血和血，助鹿角胶以补养精血。诸药配合，共奏温补肾阳，填精止遗之功。

艾灸疗法

灸肾俞穴

【定位】位于腰部，当第2腰椎棘突下，旁开1.5寸。

【艾灸】将艾条点燃于穴位上温灸，火炷与皮肤的距离在2.0～2.5厘米左右。灸10～15分钟，隔日1次，15次为1个疗程。

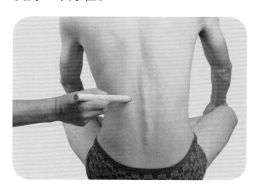

灸气海穴

【定位】位于下腹部，前正中线上，当脐中下1.5寸。

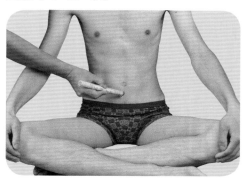

【艾灸】手执艾条以点燃的一端对准气海穴，距离皮肤1.5～3厘米，以感到施灸处温热、舒适为度。每日灸1

次，每次灸3～15分钟，灸至皮肤产生红晕为止。

灸中极穴

【定位】位于下腹部，前正中线上，当脐中下4寸。

【艾灸】艾条温和灸，每日灸1次，每次灸3～15分钟，灸至皮肤产生红晕为止。

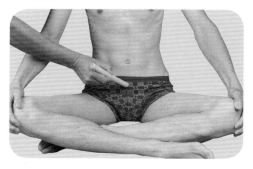

灸三阴交穴

【定位】位于小腿内侧，当足内踝尖上3寸，胫骨内侧缘后方。

【艾灸】将艾条点燃于穴位上温灸，火炷与皮肤的距离在2.0～2.5厘米左右。灸10～15分钟，隔日1次，15次为1个疗程。

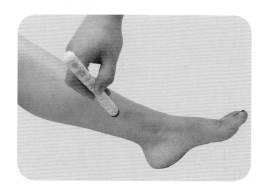

　　肾俞穴益肾助阳、调节生殖功能；气海穴益气助阳；中极穴益肾助阳；三阴交穴健脾利湿，补益肝肾。四穴配伍，可缓解前列腺炎。

按摩疗法

按揉中脘穴

【定位】位于上腹部，前正中线上，当脐中上 4 寸。

【按摩】用拇指指腹按压中脘穴约 30 秒，然后按顺时针方向按揉约 2 分钟，以局部出现酸、麻、胀感觉为佳。

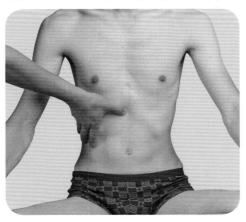

按揉水道穴

【定位】位于下腹部，当脐中下 3 寸，距前正中线 2 寸。

【按摩】用双手拇指揉按水道穴，每次 50 下左右，以局部出现酸、麻、胀感觉为佳。

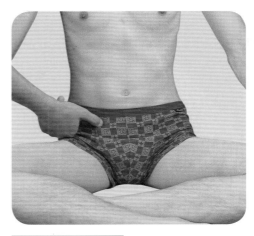

按揉大肠俞穴

【定位】位于腰部，当第 4 腰椎棘突下，旁开 1.5 寸。

【按摩】用拇指指腹按揉大肠俞穴约 1 分钟，以局部出现酸、麻、胀感觉为佳。

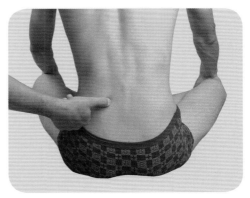

按揉三阴交穴

【定位】位于小腿内侧，当足内踝尖上 3 寸，胫骨内侧缘后方。

【按摩】用拇指按顺时针方向按揉三阴交穴约 2 分钟，然后按逆时针方向按揉约 2 分钟，以局部出现酸、麻、胀感觉为佳。

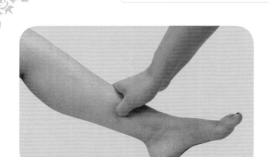

第五节　前列腺增生

人自出生后到青春期前，前列腺发育、生长缓慢；青春期后，生长速度加快，至24岁左右发育至顶峰，30～45岁间其体积较恒定，以后一部分人趋向于增生，腺体体积逐渐增大，若明显压迫前列腺部尿道，可造成膀胱出口部梗阻而出现排尿困难的相关症状，即前列腺增生症。由于此种增生属良性病变，故其全称为良性前列腺增生症，旧称为前列腺肥大。前列腺增生症是男性老年患者的常见病、多发病之一。随着年龄的增加，男性或多或少都有前列腺增生。有研究表明前列腺增生始于40岁以后，但60岁以上的老年人更为多见。其发病率在泌尿外科居首位。可以说，前列腺增生已成为所有国家共同面临的严峻的健康问题。前列腺增生的主要症状有排尿困难，轻者夜里起床小便次数增多，有尿不净或尿完后还有少量排

出的现象；严重者出现尿流变细，甚或排不出的现象；同时常伴有腰酸腰痛、四肢无力、遗精等症状。由于缺乏对前列腺增生发病原因的全面了解，使目前临床上所使用的大多数西药均难以达到理想的疗效。前列腺增生严重者必须手术摘除，一般保守疗法包括手部按摩，效果都不太满意。中医学认为前列腺增生多由劳伤肾精、感受外邪或内外因素交织，以致三焦水液运行及气化失常而出现排尿不畅、尿流无力、尿急、尿频、夜尿次数多等症状。常见病因为膀胱湿热、肺热壅盛、年老肾衰，中气虚弱，痰瘀互结水道，三焦气化失司。现代名医诊治癃闭，多从肺、脾、肾、湿热、痰瘀着眼，多通过清利湿热、清肺泄热、疏利气机、行瘀散结、升清降浊、温补肾阳等方法来通利小便。

辨证论治

主要病机为老年肾气渐衰，中气虚弱，痰瘀互结水道，三焦气化失司。应与前列腺癌、神经源性膀胱功能障碍相鉴别。肺热失宣证，治宜清热宣肺，方用黄芩清肺饮加减；湿热下注证，治宜清热利湿，方用八正散加减；中气下陷证，治宜补中益气，方用补中益气汤加减；肾阴亏虚证，治宜滋肾养阴，方用知柏地黄汤加减；肾阳虚损证，治宜补肾温阳，方用济生肾气丸加减；气滞血瘀证，治宜活血祛瘀，方用代抵当汤或桂枝茯苓丸加减。

1. 肺热失宣

【症状】小便不畅或点滴不通；咽干口燥，胸闷，呼吸不利，咳嗽咯痰；舌红，苔薄黄，脉数。

【治法】清热宣肺，通调水道。

【方药】黄芩清肺饮加杏仁、桔梗、桑白皮等。

川芎、当归、赤芍、防风、生地黄、葛根、天花粉、连翘、红花、黄芩、薄荷。

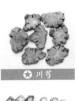
★川芎

★当归

★赤芍

★防风

★生地黄

★葛根

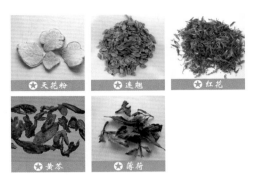
★天花粉　★连翘　★红花　★黄芩　★薄荷

2. 湿热下注

【症状】尿少黄赤，尿频涩痛，点滴不畅，甚至尿闭，少腹胀满；口渴不欲饮，发热，或大便秘结；舌红，苔黄腻，脉滑数。

【治法】清热利湿。

【方药】八正散加减。

车前子、瞿麦、萹蓄、滑石、栀子、甘草、木通、大黄。

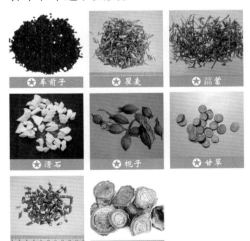
★车前子　★瞿麦　★萹蓄　★滑石　★栀子　★甘草　★木通　★大黄

本方苦寒清利，凡淋证属湿热下注者均可用之。若属血淋者，宜加生地黄、小蓟、白茅根以凉血止血；石淋，可加金钱草、海金沙、石韦等以化石通淋；膏淋，宜加萆薢、菖蒲以分清化浊。

3. 中气下陷

【症状】少腹坠胀，小便欲解不爽，尿失禁或夜尿遗尿；精神倦怠，少气懒言；舌淡，苔薄白，脉细弱。

【治法】补中益气。

【方药】补中益气汤加减。

黄芪、白术、陈皮、升麻、柴胡、人参、炙甘草、当归。

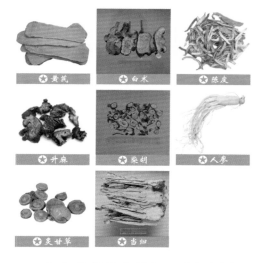

★黄芪　★白术　★陈皮
★升麻　★柴胡　★人参
★炙甘草　★当归

方中黄芪补中益气，升阳固表；人参、炙甘草、白术，补气健脾；当归养血和营；陈皮理气和胃；升麻、柴胡升阳举陷。

若兼腹中痛者，加白芍以柔肝止痛；头痛者，加蔓荆子、川芎、藁本、细辛以疏风止痛；咳嗽者，加五味子、麦冬以敛肺止咳；兼气滞者，加木香、枳壳以理气解郁。

4. 肾阴亏虚

【症状】小便频数不爽，淋漓不尽；头晕目眩，腰酸膝软，失眠多梦，咽干；舌红，苔薄，脉细数。

【治法】滋肾养阴。

【方药】知柏地黄汤加减。（见前列腺炎）

5. 肾阳虚损

【症状】排尿无力，失禁或遗尿，点滴不尽；面色㿠白，神倦畏寒，腰膝酸软无力，四肢不温；舌淡，苔白，脉沉细。

【治法】补肾温阳，化气行水。

【方药】济生肾气丸加减。尿失禁或遗尿者，如螵蛸丸。

按摩疗法

揉按会阴穴

【定位】当阴囊根部与肛门连线的中点。

【按摩】仰卧屈膝取穴，两手掌搓热后，用中指轻轻按摩会阴穴20次，早晚各1次。

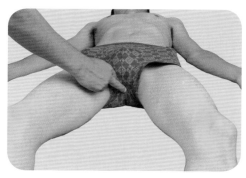

按揉气海穴

【定位】位于下腹部，前正中线上，当脐中下 1.5 寸。

【按摩】用拇指按顺时针方向按揉气海穴约 1 ～ 2 分钟，然后按逆时针方向按揉约 2 分钟，以局部出现酸、麻、胀感觉为佳。

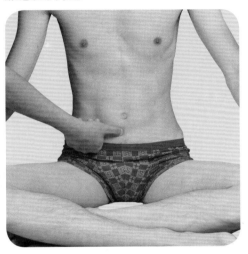

按揉关元穴

【定位】位于脐中下 3 寸，腹中线上，仰卧取穴。

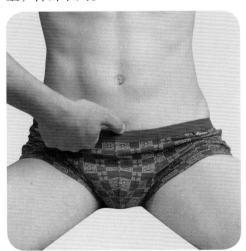

【按摩】用拇指指腹轻轻点按关元穴约 2 分钟，以局部有温热的感觉并持续向腹部渗透为有效。

按压中极穴

【定位】位于下腹部，前正中线上，当脐中下 4 寸。

【按摩】用手指掐按 50 ～ 100 次，力度适中，以局部有温热的感觉并持续向腹部渗透为有效。

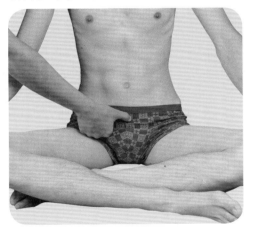

专家解析

　　会阴穴为生死穴，可以通任督二脉，按摩使得会阴处血液循环加快，起到消炎、止痛和消肿的作用；气海益气助阳；关元固本培元，导赤通淋；中极益肾助阳。四穴配伍，可作为前列腺的日常保健。

艾灸疗法

灸关元穴

【定位】位于脐中下 3 寸，腹中线上，仰卧取穴。

【艾灸】将艾条点燃于穴位上温灸，火炷与皮肤的距离在 2.0 ~ 2.5 厘米左右。灸 10 ~ 15 分钟，隔日 1 次，15 次为 1 个疗程。

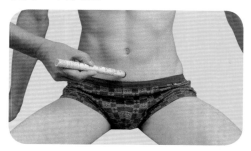

灸曲骨穴

【定位】位于腹下部耻骨联合上缘上方凹陷处。

【艾灸】手执艾条以点燃的一端对准施灸部位，距离皮肤 1.5 ~ 3 厘米，以感到施灸处温热、舒适为度。

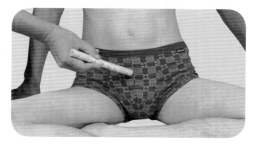

灸肾俞穴

【定位】位于腰部，当第 2 腰椎棘突下，旁开 1.5 寸。

【艾灸】将艾条点燃于穴位上温灸，火炷与皮肤的距离在 2.0 ~ 2.5 厘米左右。灸 10 ~ 15 分钟，隔日 1 次，15 次为 1 个疗程。

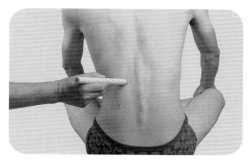

灸三阴交穴

【定位】位于小腿内侧，当足内踝尖上 3 寸，胫骨内侧缘后方。

【艾灸】将艾条点燃于穴位上温灸，火炷与皮肤的距离在 2.0 ~ 2.5 厘米左右。灸 10 ~ 15 分钟，隔日 1 次，15 次为 1 个疗程。

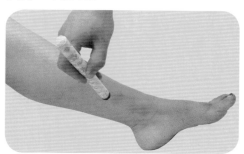

专家解析

　　四穴配伍，有温肾通腑、活血通络的功效，对前列腺增生有较好的疗效。有湿热加曲池穴、合谷穴；有瘀者加足三里穴。

第六节　男性不育症

结婚2年以上的夫妇同居，未采用任何避孕节育措施，女方检查又完全正常，却不能生育的，称为男子不育症。原因很多，有的是睾丸生精功能障碍，生产的精子数量太少、活动力太差；有的是生殖器官有炎症等病变，会造成精子死亡；有的是发生了男子自身免疫性不育，精子会莫名其妙地凝集不动，丧失生育力；有的是精液太黏稠，不会液化成水状，精子活动受阻；有的是输精管道有阻塞，精子无法排出体外……由此可见，对于男子不育症，首先得追查原因，才能有的放矢地加以治疗。

辨证治疗

中医学认为本病主要责之肾虚，肾主生殖。其次与肝郁、痰湿、血瘀等有关。调治应以肾为本，兼顾肝脾。

1. 肾阳虚型

【症状】性欲低下，阳痿不举或举而不坚，精液清冷，精子量少，活动力低。常伴有腰痛膝软，精神疲惫，肢体畏寒，小便清长，舌质淡舌苔薄白。

【治法】温肾助阳，填补精血。

【方药】左归丸合右归丸加减。

熟地黄、山药、枸杞子、山茱萸、牛膝、菟丝子、鹿角胶、龟胶、杜仲、当归、淫羊藿、巴戟天、仙茅、肉苁蓉。

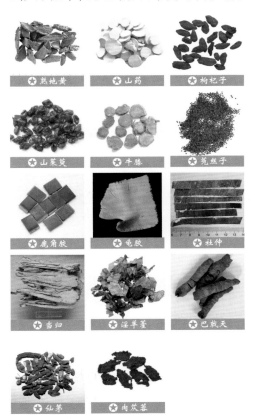

★熟地黄　★山药　★枸杞子
★山茱萸　★牛膝　★菟丝子
★鹿角胶　★龟胶　★杜仲
★当归　★淫羊藿　★巴戟天
★仙茅　★肉苁蓉

本方为左归丸合右归丸去肉桂、附子，加淫羊藿、巴戟天、仙茅、肉苁蓉。

方中诸药皆为温肾助阳、填精补血之品。

2. 肾阴虚

【症状】婚后不育，遗精早泄，精液稀少，死精子多，伴腰酸腿软，头昏耳鸣，手足心热，口干，少寐健忘，舌质红或无苔。

【治法】滋补肾阴，填补精血。

【方药】五子衍宗丸合左归丸加减。

枸杞子、菟丝子、覆盆子、五味子、车前子、熟地黄、山药、山茱萸、鹿角胶、龟胶、沙苑子、何首乌、紫河车。

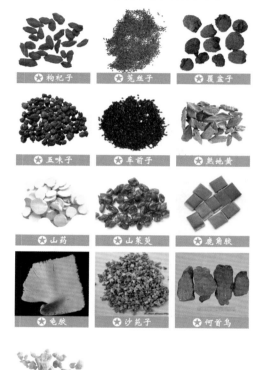

本方为五子衍宗丸合左归丸去牛膝，加沙苑子、何首乌、紫河车。方中枸杞子、菟丝子、熟地黄、山药、龟胶、何首乌、沙苑子滋补肝肾阴精；覆盆子、五味子、山茱萸益肾固精；鹿角胶、紫河车补肾填精；车前子泄肾中虚火。

若遗精滑泄较甚者，酌加莲子肉、金樱子；若虚火较甚者，酌加知母、牡丹皮、黄柏。

3. 气血两虚

【症状】婚久不育，欲念淡漠不愿性交，精液稀薄，精子数少，成活率低，面色萎黄，形体衰弱，少气懒言，头昏目眩，舌质淡，苔薄白。

【治法】益气补血，滋肾填精。

【方药】毓麟珠加减。

人参、白术、茯苓、白芍、川芎、炙甘草、当归、熟地黄、菟丝子、杜仲、鹿角霜、枸杞子、山茱萸、巴戟天、黄芪、桑椹、何首乌、黄精。

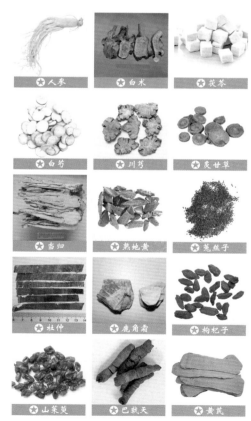

☆桑椹　　　☆何首乌　　　☆黄精

☆茯苓　　　☆泽泻

本方为毓麟珠去川椒，加枸杞子、山茱萸、巴戟天、黄芪、桑椹、何首乌、黄精。

方中人参、白术、茯苓、炙甘草、黄芪、黄精健脾益气；白芍、川芎、当归、熟地黄、何首乌、桑椹补益阴血；菟丝子、杜仲、鹿角霜、枸杞子、山茱萸、巴戟填补肾精。诸药合用，具有益气补血、滋肾填精之功。

熟地黄、山茱萸补肾间之阴血；山药、茯苓去肾虚之阴湿；泽泻、牡丹皮，去肾间之湿热；黄柏、知母滋阴泻火。

4. 湿热下注

【症状】婚后不育，阳事不举或举而不坚，精液黄稠不化，或有血精，精子活动力差或死精子多，体态虚胖，头晕身重，肢体困倦，少腹胀满，小便黄赤。

【治法】滋阴清热。

【方药】知柏地黄丸。

知母、黄柏、熟地黄、山茱萸（制）、牡丹皮、山药、茯苓、泽泻。

5. 肝郁气滞

【症状】婚久不育，阳痿不举，或附强不倒，不能射精，或精液黏稠不化，精子活动力差或死精子多。性情抑郁，精神不振，胸闷不舒，寐不安宁，两胁胀痛，舌暗苔薄黄。

【治法】散寒止痛、疏肝理气。

【方药】茴香橘核丸。

小茴香（盐炒）、八角茴香、橘核（盐炒）、荔枝核、补骨脂（盐炒）、肉桂、川楝子、延胡索（醋制）、莪术（醋制）、木香、香附（醋制）、青皮（醋炒）、昆布、槟榔、乳香（制）、桃仁、穿山甲（制）。

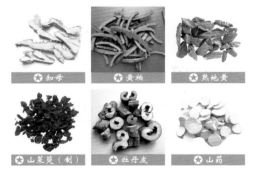

☆知母　　　☆黄柏　　　☆熟地黄

☆山茱萸（制）　　☆牡丹皮　　　☆山药

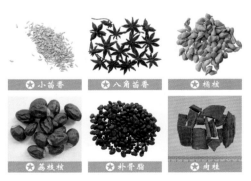

☆小茴香　　　☆八角茴香　　　☆橘核

☆荔枝核　　　☆补骨脂　　　☆肉桂

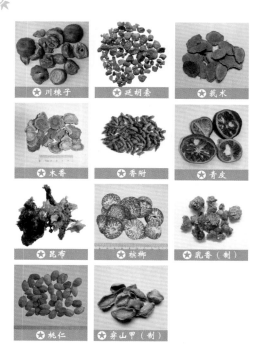

★川楝子　★延胡索　★莪术

★木香　★香附　★青皮

★昆布　★槟榔　★乳香（制）

★桃仁　★穿山甲（制）

艾灸疗法

灸关元穴

【定位】位于脐中下 3 寸，腹中线上，仰卧取穴。

【艾灸】将艾条点燃于穴位上温灸，火炷与皮肤的距离在 2.0 ～ 2.5 厘米左右。灸 10 ～ 15 分钟，隔日 1 次，15 次为 1 个疗程。

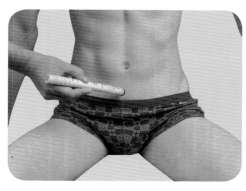

灸气海穴

【定位】位于下腹部，前正中线上，当脐中下 1.5 寸。

【艾灸】手执艾条以点燃的一端对准施灸部位，距离皮肤 1.5 ～ 3 厘米，以感到施灸处温热、舒适为度。灸 10 ～ 15 分钟，隔日 1 次，15 次为 1 个疗程。

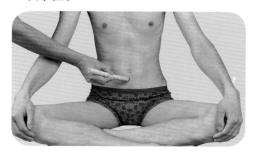

灸三阴交穴

【定位】位于小腿内侧，当足内踝尖上 3 寸，胫骨内侧缘后方。

【艾灸】将艾条点燃于穴位上温灸，火炷与皮肤的距离在 2.0 ～ 2.5 厘米左右。灸 10 ～ 15 分钟，隔日 1 次，15 次为 1 个疗程。

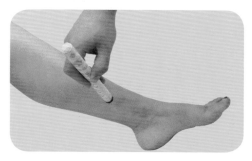

灸足三里穴

【定位】位于外膝眼下 3 寸，距胫骨前嵴 1 横指，当胫骨前肌上。

【艾灸】将艾条点燃于穴位上温灸，火烛与皮肤的距离在 2.0 ~ 2.5 厘米左右。灸 10 ~ 15 分钟，隔日 1 次，15 次为 1 个疗程。

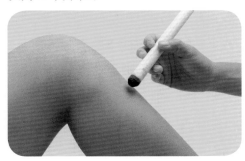

━ 专家解析 ━

四穴配伍，可治疗不育症。肾阴虚加肾俞、太溪；肾阳虚加命门、志室；肝郁加肝俞、次髎；肝郁化火加行间、阴廉；湿热者加次髎、阴陵泉。

按摩疗法

按揉关元穴

【定位】位于脐中下 3 寸，腹中线上，仰卧取穴。

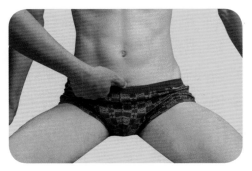

【按摩】用拇指指腹轻轻点按关元

穴约 2 分钟，以局部有温热的感觉并持续向腹部渗透为有效。

按揉蠡沟穴

【定位】位于足内踝尖上 5 寸，胫骨内侧面的中央。

【按摩】用拇指指腹轻轻按揉蠡沟穴约 2 分钟，以局部有温热的感觉并持续向腹部渗透为有效。

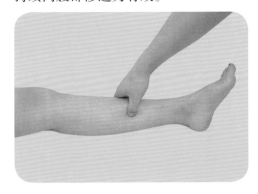

按揉足三里穴

【定位】位于外膝眼下 3 寸，距胫骨前嵴 1 横指，当胫骨前肌上。

【按摩】用拇指按顺时针方向按揉足三里穴约 2 分钟，然后按逆时针方向按揉约 2 分钟，以局部出现酸、麻、胀感觉为佳。

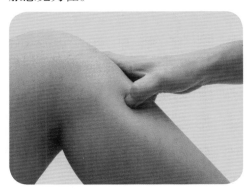

按揉志室穴

【定位】位于腰部，当第 2 腰椎棘突下，旁开 3 寸。

【按摩】用拇指指腹按揉法志室穴 100 ~ 200 次，按揉时只要局部有酸胀感即可。

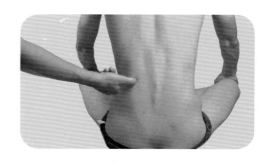

专家解析

关元固本培元，导赤通淋；蠡沟疏肝理气；足三里穴扶正培元、通经活络；志室穴补肾、利湿、强腰肾。四穴配伍，可缓解男性不育症。

第七节 性功能减退

性功能减退就是性行为能力的减退。性行为是一个庞杂的概念。本文所说的性功能是指性兴奋，性兴奋持续期（平台期），人类之间阴茎——阴道式性交，和通过性交活动取得性高潮，性兴奋的消退期的性行为链。本书所说的性功能减退，是指原来性功能正常的老年人，或原来性功能正常的中年人，在老年期出现性功能过早或过度的减退。

辨证治疗

1. 肝气郁结

【症状】性冷淡、性高潮缺乏。阳痿、早泄。个别病例亦可有心有余力不足的症状。多数病例可以问到诱因。精神抑郁、焦虑、紧张、太息、烦渴、易怒，胸胁闷痛，嗳气、食欲不振。舌质淡红、苔薄白或薄黄，脉象或弦或涩。

【治法】疏肝解郁，通络振阳。

【方药】逍遥散化裁。

柴胡、当归、白芍、白术、茯苓、甘草、生地黄、川芎、川楝子、生姜、薄荷。

方中柴胡疏肝解郁，使肝气得以调达；当归养血和血；白芍养血敛阴，柔肝缓急；白术、茯苓健脾去湿；炙甘草益气补中；薄荷疏散郁遏之气，透达肝经郁热；生姜温胃和中。

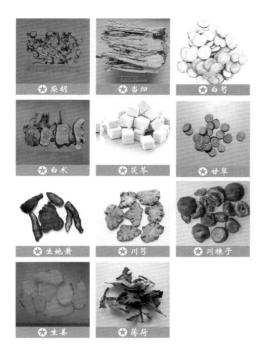

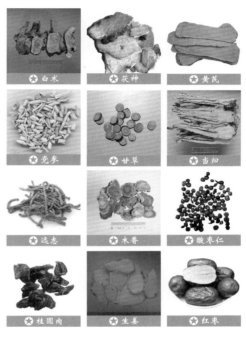

桂圆肉补血养心；茯神、酸枣仁、远志宁心安神；木香辛香而散，理气醒脾；姜、枣调和脾胃，以资化源。

郁已化火者，加栀子、黄柏；头痛者，加石决明、菊花、勾藤；口渴者，加瓜蒌根、石斛；大便秘结者，加玄参、枳实；老人多阴津不足，振阳之道在于通和解郁，不宜多用辛燥。

2. 心脾两虚

【症状】厌恶房事，阳痿、早泄、面色㿠白、心悸易惊、失眠健忘、头晕神疲、食欲不振、舌质淡、舌苔白、脉细弱。

【治法】补益心脾。

【方药】归脾汤加减。

白术、茯神、黄芪、党参、甘草、当归、远志、木香、酸枣仁、桂圆肉、生姜、红枣。

方中党参、黄芪、白术、甘草补脾益气以生血，使气旺而血生；当归、

大便溏泄者，倍用白术，加肉蔻仁；口干、口苦者，去木香；胃滞者，加炒麦芽、内金；阴虚证兼见且较明显者，可加熟地黄、肉苁蓉。

3. 痰血瘀阻

【症状】痿软不举，厌恶房事，房事疼痛；并有肥胖者以痰阻为主兼瘀；并有消瘦者，多以瘀证为主兼痰阻。外伤所致者，有病史可查并有伤处可验。内伤所致者，有全身表现可据。多瘀者，舌可见瘀斑、脉涩、痰阻者，舌多白、脉涩。

【治法】化痰行瘀，通络振阳。

【方药】复元活血汤合贝母瓜蒌散

化裁。

　　柴胡、当归、红花、甘草、桃仁、炙山甲、瓜蒌皮、贝母、茯苓、天花粉、白芥子。

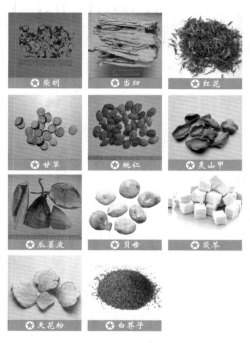

★柴胡　　★当归　　★红花

★甘草　　★桃仁　　★炙山甲

★瓜蒌皮　　★贝母　　★茯苓

★天花粉　　★白芥子

　　方中复元活血汤活血祛瘀，疏肝通；贝母瓜蒌散润肺清热、理气化痰。

　　痰盛者，加胆星；瘀重者，加丹参、田七；气虚者，加黄芪、太子参。

4.湿热下注

　　【症状】除具性功能减退的主症外，可有阴囊湿痒、尿浊、尿黄、尿痛、身倦等症可查。舌苔黄腻或白腻，舌质淡红、脉多滑数。

　　【治法】清热利湿。

　　【方药】龙胆泻肝汤（《医方集解》）加减化裁。

　　龙胆草、黄芩、栀子、泽泻、木通、车前子、当归、生地黄、柴胡、甘草、蛇床子。

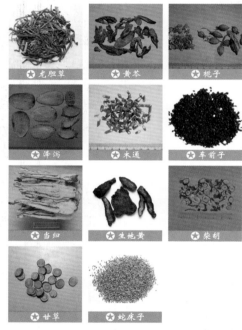

★龙胆草　　★黄芩　　★栀子

★泽泻　　★木通　　★车前子

★当归　　★生地黄　　★柴胡

★甘草　　★蛇床子

　　脾虚体虚胖者，加茯苓、浙贝母；痒甚者，加苦参、茵陈；阴部有红、热者，加蒲公英、地丁、金银花；本方可复渣外洗阴部。